北欧の最新研究による

ストレスがなくなる働き方

STØP STRESS

ストレス研究の専門家
マリーネ・フリース・アナスン
Malene Friis Andersen

組織心理学の専門家
マリー・キングストン
Marie Kingston

フォレスト出版

プロローグ——あらゆる職場のためのストレス・ハンドブック

ストレスは現代の職場のどこにでも見られる現象です。ほとんどのリーダーやマネジャーは、これまでどこかで、ストレスに苛《さいな》まれたスタッフに出会ったことがあるでしょう。また、ストレスが原因で病気休暇をとっていたスタッフを、再び戦力として組織に組み込むという難題に直面した管理職も多いはずです。ストレスは、個人にも企業にも何の利益もなく、ただ大きなコストだけがかかります。ほんのわずかな症状でも仕事の能率を落としますし、長期の病気休暇となれば、どんな企業でも大きな経済的負担を強いられます。高レベルのストレスが「ニューノーマル」（訳者注：リーマンショック以後の世界経済を表す言葉。それが一般化されて、かつては異常と見なされていた事態が普通の状況になっていることを意味する）と認識されるようになれば、企業文化全体に幅広く影響が及びます。

本書は、ストレスに向き合うリーダーやマネジャーの方々を中心に、ストレスを防ぐ能力、チームのメンバーがストレスに襲われたときに対処する能力、ストレスが原因で病気休暇をとっていたメンバーの仕事復帰を支援する能力を向上させることを目的にしています。こうしたスキルを磨いた方々は、多様な事態に良い結果をもたらし、職場をより魅力的なものに変えることができます。また、本書では、仕事に起因するストレスに関する知識と、健康とストレスのあいだのさまざまな段階で役立つ明確な指示とツールを提供します。本書がリーダーやマネジャーを対象としているのは、人々の先頭に立って病気休暇を減らし、スタッフの健康を増進するのが、管理職であるリーダーやマネジャーにほかならないからです。本書を指針にすれば、あなたが管理するのが小さなチームであっても、部門や会社全体であっても、その部署の生産性と仕事の質は大きく向上するでしょう。

本書では、重要だが困難な、さまざまなタスクを紹介します。ストレスを抱えていると思われる人に対応するのは、おそらく快適な仕事ではないでしょう。実際、まずストレスの症状を発見すること自体が難しいと気づくはずです。現代の職場では個人の自由と柔軟な働き方が重視されているので、管理職が長時間労働や過密な業務、行動の変化を指標にしてストレスを見極めるのは困難です。管理職の方々は職場復帰のプロセスでも重要な役割を担います。管理職の多くは、有能なメンバーが急に脱け殻のようになって長期の病気休暇をとり、適切な対処をしてもらえると信じきっているのを見たときに、自分が未知の領域に入ったことに気づくでしょう。

多くのリーダーやマネジャーがこうした状況に不安を感じ、チームのみんなに健康とストレスについて尋ねてみなければならないと思うと、少し憂鬱《ゆううつ》になるのはよくわかります。そういう事態に対処する準備ができていないと感じ、問題に向き合うことを嫌う人もいるでしょう。本書では、ストレスで苦しんでいる人を見つけたときに何をすればいいか、そして、行き過ぎたりプライベートな領域に立ち入ったりすることなくその人を助ける方法を示します。

チームのメンバーが重いストレスを抱えたとき、多かれ少なかれ自分を厳しく見つめ直そうとするのは自然なことです。なぜ前兆を見つけられなかったのだろう？　ＴｏーＤｏリストの優先順位づけを手伝ってほしいと言われたとき、もっと深刻に受けとめるべきではなかったのか？　なぜうちのチームで一番仕事のできるメンバーが、突然病欠の電話をかけてくる前に相談しなかったのだろう？　そんなにもひどくなっていることを、私に話す気にはなれなかったのだろうか？　そうした自問が続きます。

毎年の労働環境評価で、自分の部門のストレス・レベルと仕事量がまた平均を超えたらどうしようか、という不安も浮かびます。上級管理職にプレッシャーをかけ続けられ、自分とチームへの要求がますます大きくなっているときに、部署の健康を増進するために中間管理職である自分にできることがあるのだろうか？　私たちはこうした疑問に目を向け、日々の仕事で活用できるツールを提供します。

本書を通じて、私たちは、健全な精神的労働環境の創出と維持、そしてストレスの軽減に必須《ひっす》である3つの重要な分野に焦点をあてます。すなわち、（1）あなたの知識、（2）あなたが使えるツール、（3）あなたが管理職として運営する枠組み、の3つです。

それに加えて、本書では管理職であるあなたの健康にも焦点を合わせます。残念ながら、ストレスは管理職にとっても大きな問題になりつつあります。私たちは、ストレスを引き

ストレス・ハンドブック

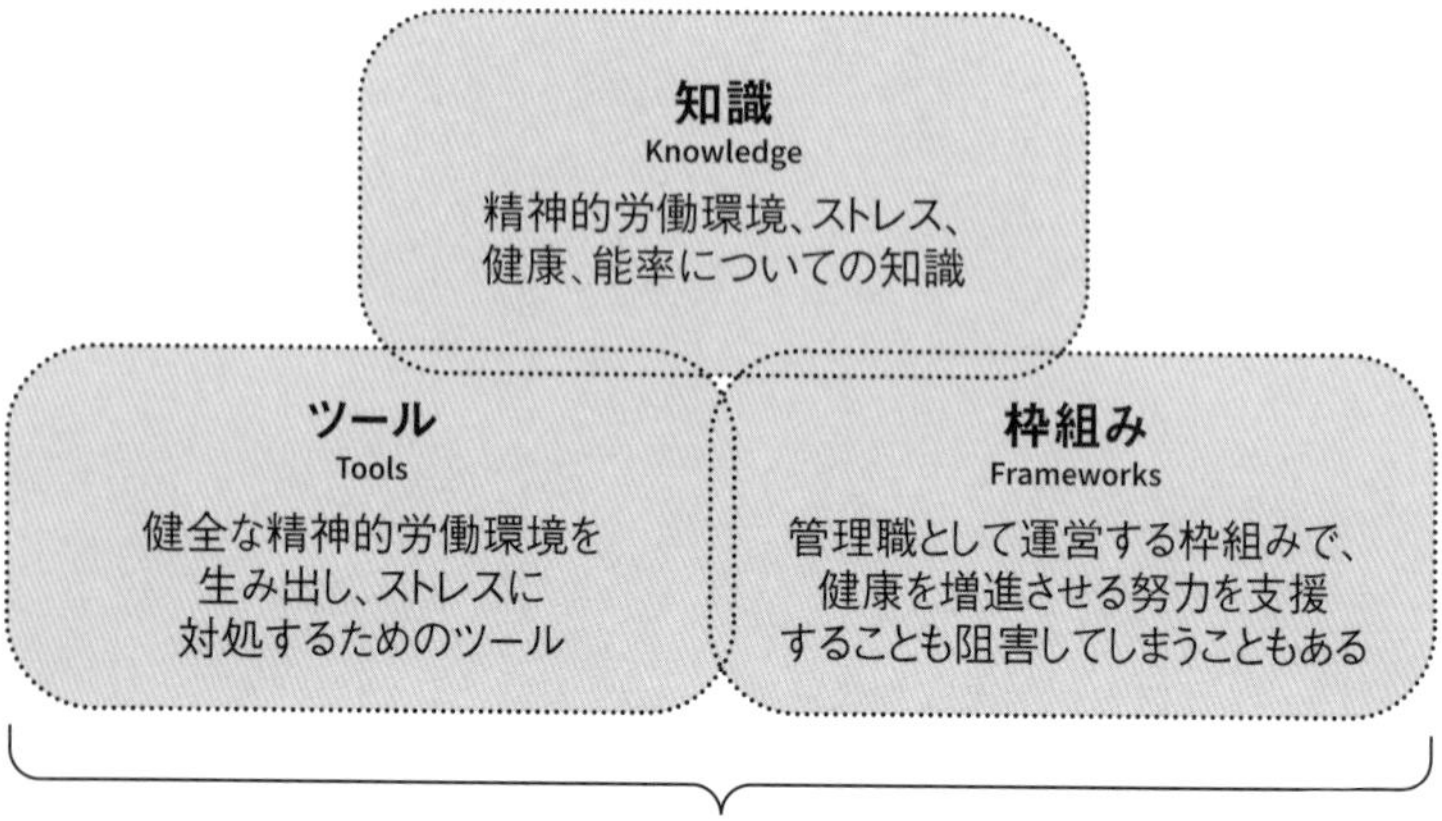
知識
Knowledge
精神的労働環境、ストレス、
健康、能率についての知識
ツール
Tools
健全な精神的労働環境を
生み出し、ストレスに
対処するためのツール
枠組み
Frameworks
管理職として運営する枠組みで、
健康を増進させる努力を支援
することも阻害してしまうこともある

職場を健全な精神的労働環境にし、健康を増進し、
能率を向上させ、ストレスを軽減するために管理職に必要なもの

起こす要素、ストレスの兆候、ストレスがあなたとチームに与える影響について説明していきます。また、あなた自身がストレスの犠牲者になったときに、ストレスが増大するのを防ぎ、その状況に対処するツールを紹介します。チームの健康を増進し、仕事で実績を挙げ、大きな将来展望の見通しをもち続けたいなら、あなた自身の精神バランスを維持することは欠かせません。

また、ストレスについての本？

ある程度の期間、管理職を務めてきた人なら、この問題に何らかのかたちで時間を費やしてきたはずです。おそらく、ストレスについてのコースや研修会に参加した経験があるのではないでしょうか。あるいは、会社が契約した外部のコンサルタントから、どうすればプレッシャーに対する職場と同僚の柔軟性を高め、ストレスが防げるかについてアドバイスを聞く機会があったかもしれません。きっと「新たな伝染病」などといったセンセーショナルな言葉でストレスを取り上げた本や業界誌や新聞も読んでいるでしょう。

そのうえ、なぜさらにもう1冊本が必要なのでしょうか？　答えは簡単です。ストレスに苦しむ人々の増加をいまだに誰も止められないでいるからです。実際、日々の生活でストレス症状を経験するデンマーク人の数が増加していることが調査でも明らかになっています。

こうした事実の原因の1つに、ストレスがまだ完全に理解されていないことにあると私たちは考えています。本書では、ストレスという現象の複雑で多面的な性質を真摯《しんし》に受けとめます。私たちはストレスの背景的知識と、新しい理論的観点をあなたに紹介します。なぜなら、ストレスについて多くのことを知れば知るほど、あなたの介入が成功する可能性が高くなると確信しているからです。本書のようなアプローチははじめてのものだと思っています。

このテーマで本を書くことを決めたのは、あまりに多くの有能で才気にあふれたスタッフやリーダー、マネジャーが深刻なストレスの犠牲者となって仕事を休み、長期の病気休暇に入り、最悪の場合は二度と満足に働けなくなるのを見てきたからです。これは人的にも経済的にも大きな資本の喪失であり、防がなければならない損失です。私たちは、最新の研究や、優れた事例、幅広い経験から、ストレスを防ぎ、管理するためにできることが非常に多いと知り、自分たちが学んだことをあなたと共有したいと考えました。

あなたのとる行動や、問題に真正面から立ち向かおうとする意志が、ストレスという暗号を解読し、ストレスを悪化させて病気休暇をとる人の数を減らすためのカギなのです。ストレスに取り組むことは、ストレスに苦しむスタッフにとっても、管理職であるリーダーやマネジャーにとっても、会社の収益にとっても大きな価値があります。

本書が対象としている読者はあらゆるレベルの管理職であり、リーダーやマネジャー、スタッフ自身、そして中小企業から世界的コングロマリットに至るさまざまな規模の民間部門や公共部門で、知識労働や対人サービスに携わっている方々です。

衛星ナビゲーションを使う

私たちはストレスを永遠に消し去る魔法の杖をもっているわけではありません。あなたはストレスに出合うたびに、それが職場に蔓延《まんえん》している場合でも1人に限定される場合でも、最初は自分がもっている答えよりも多くの疑問を抱えることになります。そこで大切なのは、急いで「解決モード」に突き進むのではなく、あなたとチームが時間をとってそれらの疑問をよく考え、答えを出すことです。ストレスは複雑で捉えにくい現象なので、本書を読むだけであらゆる疑問に対する完璧《かんぺき》な答えや解決策が得られると思ってはいけません。私たちはその複雑さの中を進んでいく方法を提案することから始めます。あなたとチームは、最初はどの道を進めばいいかわからないかもしれませんが、答えにたどり着くルートはどんなときでも必ず存在します。

車でAという場所からBという場所に移動するのにカーナビを使うのと同じように、問題解決には私たちが紹介するツールやタスクを使いましょう。カーナビは的確に道を教えてくれるでしょうが、道路や走行状況に注意を払うのは車を運転するあなた自身の役割です。ストレスと健康に関するあなたの仕事にも同じことが言えます。チームのメンバー一人ひとりや、チームにはたらく力学、ストレスを軽減し健康を増進しようとするあなたのリーダーシップに対する反応から目をそらさないようにしましょう。目的地に到達するための最善の方法は、自分がしていることとその理由を常に意識していることです。

本書の構成

本書は4つのパートから成り立っています。パート1「ストレスとは何か——解決に取り組む前に問題を理解しよう」では、ストレスに対するあなたの知識と理解を深め、ストレスに関連してはたらいている心理的メカニズムを解説します。伝統的な理論やモデルは飛び越えて、その代わりにあなたとチームが直面する実際の状況や問題に合致する現象を分析します。また、ストレス・スパイラルを紹介し、スタッフが助けを求めたり、症状が悪化していくときに少し休むことがますます難しくなってきている理由を説明します。さらに、本書ではチームにストレスをもたらす可能性をもった管理職という役割にも焦点をあてます。

パート2「ストレスの階段」では、ストレスのレベルを見極めるモデルを、それに対処するツールとともに提示します。ストレスは、あるかないかといった二元的なものではありません。ストレスと健康のレベルは常に変化していて、程度の違いこそあれ両方が同じチームの中に同時に存在する場合もあります。「ストレスの階段」は、健康とストレスのあいだの段階を5つの階段で表したモデルです。本書は、チームのメンバーがある時点でどの段階にいるかを特定する方法を示し、ストレスを防ぎ、5つの段階それぞれにおいてストレスに対処するツールを提供します。

パート3「職場復帰のプロセスを成功させるために」では、ストレスに関連した病気休暇のあとで職場復帰しようとするメンバーを支援する方法を示します。これは本書で最も力を注いだパートです。なぜなら、病気休暇と職場をつなぐ持続可能な橋を架けるためのツールと方法について、管理職のみなさんから質問されることが多いからです。本書では、職場復帰のための現実的で将来を考慮した計画を、あなたとチームのメンバーが協力して作成する方法を、段階を追って紹介します。とくに、その過程であなたが出合う多くのジレンマや問題にどう対処するかについて、詳しく説明します。

パート4「上司がストレスに襲われるとき」では、多くの職場でまだタブーとされているテーマを扱います。研究によれば、管理職はストレス症状が発現する可能性が高いにもかかわらず、支援を求めるのが難しいと思っていることが明らかになっています。多くの人々が、優秀な管理職はストレスに襲われたりしないと思い込んでいるからです。しかし、本書で示すように、ストレスを引き起こす可能性があるプレッシャーの多くは、管理職の役割と結びついているのです。重要なことは、あなたが自分の状態や潜在的なストレスの要因を意識し、自分自身の健康に気を配ることです。もしあなたが自分のチームの健康を守りたいなら、あなた自身の体調が良く、必要な精神的エネルギーをもっていなければいけません。本書は、あなた自身のストレスを防ぎ、ストレスに対処するためのツールと戦略を提供し、あなたにもし上司がいれば、そのことをどうやって自分の上司に話すかについてアドバイスします。

全編を通じて、私たちは、あなたがチームのメンバーと自分自身を助けるために講じ得る現実的な対策に焦点を合わせています。幸い、あなたが適切な知識とツールをもてば、選択肢が足りないということは起こりません。「戦略的視点に立った持続可能な労働」というエピローグでは、あなたがストレスを防ぎ、ストレスに対処しようとする努力の中で出合うかもしれない問題のいくつかを解説します。組織的な要因があなたの影響力を妨げるかもしれません。解決策の中には重役会議を通さなければならないものもありますし、組織の規範を形成する管理原則や管理手法の包括的な見直しを必要とするものもあります。エピローグで提供する知識は、こうした組織的な枠組みや自分の権限を超えた要素についての対話に、ＨＲ（訳者注：人材管理部門）やライン管理職（訳者注：部長―課長―係長といった、情報や指示を直属の上司や部下に直線的に伝達する体制の中にいる管理職。通常は直属の上司を指す）を引き込むのに役立つでしょう。

著者マリーネ・フリース・アナスンとマリー・キングストンからの謝辞

この本は、私たち2人が素敵な夫や家族から受けたすばらしいサポートがなければ存在しませんでした。また、情報を提供してくださった多くの公共企業や民間企業に謝意を表します。とくに、デンマーク国立労働環境研究センター（National Research Centre for the Working Environment）は、ストレスというテーマについての研究を行なう機会を私たちに与えてくれました。たいへん骨の折れる仕事をしてくれた編集者のカミラ・ローゼ・スナゴーには感謝の言葉もありません。大切なことが最後になりましたが、現代の働く人々の役割と、人々が直面する問題とジレンマ、とくに管理職自身とスタッフのストレスに関して洞察を与えてくれたすべての人に感謝します。この本を読者のみなさんに捧げます。

みなさんがこの本を楽しんで読んでくださり、この本がみなさんが行動を起こすきっかけになることを願っています。

もくじ

PART 2

ストレスの階段

THE STEPS OF STRESS

PART 3

職場復帰のプロセスを成功させるために

SUCCESSFUL RETURN-TO-WORK PROSESSES

PART 4

上司がストレスに襲われるとき……273

WHEN THE MANAGER DEVELOPS STRESS

PART
1

ストレスとは何か?

解決に取り組む前に問題を理解しよう

STRESS?
UNDERSTAND THE PROBLEM
BEFORE YOU SOLVE IT

きっとあなたは、このあたりは読み飛ばして解決策が書かれたページに直行し、すぐにでもそれを実行したいと思っていることでしょう。たしかに時間は貴重です。もしかすると、あなたのチームには、今まさに急を要するストレスの問題が起きているのかもしれません。しかし、ほんとうにあなたや当事者のためになるのは、少し時間をかけてもストレスを正しく理解することなのです。

このセクションでは仕事に関連するストレスに着目します。それには2つの大きな理由があります。

1. ストレスで苦しんでいる従業員の94%が、主要な原因として仕事を挙げている

2. 管理職は、従業員の私生活におけるストレスよりも、職場におけるストレスを緩和しやすい立場にいる

パート1では、ストレスが複雑な現象であることを説明します。一歩退いて広い視野でストレスを眺めれば逆に実体に迫れるので、ストレス・レベルの上昇を止め、スタッフの健康を改善し、職場の魅力を高め、生産性を向上させられるでしょう。

はじめに、ストレスという言葉が意味するものと、定義のあいまいさによって生じる問題について考察し、次に学術研究に基づく新しい理論を紹介します。その理論を使えば、

誰かが目を光らせていないと多くの従業員が気づかないまま陥ってしまうストレス・スパイラルについて正確な理解ができるでしょう。また、ストレスは性格と環境のどちらに起因するかというよく尋ねられる質問に、ストレス・スパイラルに基づいて答えます。パート1の終わりでは、あなた、つまり管理職に注目し、管理職がストレス・スパイラルに与える影響について考えます。あなたの発言や行動はチームのメンバーとその健康にきわめて大きな影響力をもっています。裏返せば、あなたは気づかないうちにチームのメンバーの症状を悪化させ得る立場にいるのです。

ストレスが広がり続けているという事実は、その現象に対する私たちの知識が不十分であり、理解が浅いことを意味しています。本書で紹介する視点を取り入れれば、現代の職場におけるストレスと健康についての理解が一新され、ストレスを引き起こす心理的、組織的メカニズムに関する知識が得られるでしょう。その段階に至ってはじめて、パート2に進む準備ができます。パート2以降で紹介する強力なツールや手法を使えば、ストレスを予防し、発生した場合は対処し、ストレスによる病気で休暇をとったメンバーが職場復帰するときには、その人に合わせた継続可能な職場復帰計画を作成できます。しかし、効果を挙げるためには行動が知識と理解に基づいていなければいけません。そのことを心に留めて、まず、ストレスという言葉が実際は何を意味するか検討しましょう。

ストレス
――簡単だが多様な意味をもつ言葉

ストレスという言葉には、研究者や医師、コンサルタント、そして一般の人々が共有できる公式な定義がないと言うと、多くの人が驚きます。研究の世界だけでも実に25以上のさまざまな定義が使われていて、ストレス・レベルの計測方法も、ほぼ同じ数だけあるのです。主要な国際疾病分類（ＩＣＤ-10[1]およびＤＳＭ-５）においても、ストレスは単独の診断名として認められていません。ストレスには、現象としても、心理的、身体的な条件としても、明白で確実な、一般に認められるような定義が存在しないのです。

公式な定義や診断がないとすると、ストレスは存在しないのでしょうか？　単に忙しく

1　ＩＣＤ-10は、世界保健機関（ＷＨＯ）が公表している医学的分類リスト「疾病及び関連保健問題の国際統計分類（ＩＣＤ）」第10版のこと。疾病、兆候と症状、異常所見、病訴、社会的環境、損傷や疾病の外因のコードが記されている［1］

『精神疾患の診断・統計マニュアル』第５版（ＤＳＭ-５）は、アメリカ精神医学会（ＡＰＡ）が刊行する分類、診断ツールの２０１３年版

てちょっと不機嫌になっている状態を言い換えただけなのでしょうか？　それともストレスは、すべてのものを2倍の速さで手に入れようとしながら、一方で気楽な暮らしを求めるという、私たちのわがままの反映なのでしょうか？　同僚とまったく同じ仕事をしている人がストレスによる病気で欠勤したとき、その人には順応性が欠けているのでしょうか？　その人が行き過ぎた完璧主義者だからでしょうか？　あるいは、純粋に仕事量が多すぎたのでしょうか？　ストレスに関する疑問はいくらでもあり、その答えはさらに多く存在します。

明確な定義や単独の診断名がないのですから、管理職はストレスという言葉をスタッフや自分の管理する部門がどのように使っているか、とくに注意を払う必要があります。あなたの職場ではストレスはどんな意味で使われているでしょうか？　スタッフや部門が、自分たちが感じていることを説明したり、自分たちの状況を表現したりするのにストレスという言葉を使うとき、それは何を意味しているでしょう？　朝の忙しさを言い表すのに使うスタッフもいれば、睡眠不足が数カ月続いたときにはじめて使うスタッフもいます。あなたの下で働くすべての人は、もちろん共通する部分はあるものの、それぞれ違った意味でストレスという言葉を使っていると考えられます。そのため、ストレス防止の計画や戦略を立てる前には、スタッフのグループや個々のメンバーがその言葉をどのように理解し、使用しているかを観察することが重要です。

コンサルタントとしての立場から言うと、定義がないことに関係する重要な問題の1つは、職場に、私たちがストレスについての「表面的な合意」と呼ぶものがしばしば存在することです。つまり、ストレスが悪いものだという認識では全員が一致していても、表面的な合意の下を掘り下げると、多くの場合、組織のさまざまなレベルで、ストレスの「原因」と「解決策」について（たいてい明確に表明されない）大きな意見の隔たりがあるのです。もし組織が、原因を体系的に分析しないまま心理的サポートを提供するといった型どおりの対応をすると、ストレスの原因は労働条件ではなく、メンバー個人の対処方法や性格であるという暗黙のメッセージが伝わってしまいます。もちろん心理的なサポートが必要ないと言うのではありません。単純化されすぎた因果関係を示唆してしまうことが多いと言いたいのです。

さまざまな研究によって、スタッフと管理職はストレスの主要な原因について根本的に違った見方をしていることがわかっています。管理職が性格や私生活を大きな原因だと考える傾向があるのに対して、ストレスで苦しんでいる人の51％は仕事を理由に挙げ、43％が仕事と私生活の両方が原因だとしています。つまり、仕事は関係ないと感じている人は6％しかいないのです。管理職がスタッフのストレスの原因は本人の性格や私生活にあると考える傾向が強いのには多くの理由があります。チームのメンバーは、あなたとの会話で私生活を話題にするかもしれません。しかしそれは、勤務条件やあなたのマネジメント・スタイルの問題点を指摘するよりも、ずっと言い争いになりにくいからです。メンバーはあなたと勤務条件の話をするより、私生活の話をするほうが安全だと感じているのでしょう。誰しも、いつか余剰人員の整理が行なわれるときにリストの先頭に名前を書かれたくはないものです。それ以外の理由としては、管理職が上層部から自分のマネジメント・スタイルや管理する部門の勤務条件の問題点を指摘されるより、部下を批判されるほうが痛手は少ないと感じていることが挙げられます。勤務条件を大幅に改善するのは難しいとわかっているからです。

ストレスの意味についての合意がないと（あるいは、あなたと意見が合わないことについては議論すらできないと）、ストレスの防止や対策に関してチームのメンバーと実り多い話し合いをするのは困難です。

概念を混同する危険性

スタッフが何らかの理由で仕事に対応できない状況について議論していると、さまざまな用語が不用意に使われます。使われる用語が多すぎるとひどい混乱が生じ、重なる部分はあっても別の概念が混同され、誤解を生みます。ストレスについて話し合うときは、個々の概念の違いを意識し、それらを正確に使うことが重要です。よく使われる用語には次のようなものがあります。

多忙であることと過重労働は同義ではありません。忙しいが過重労働ではないと感じる

ストレスに関する用語

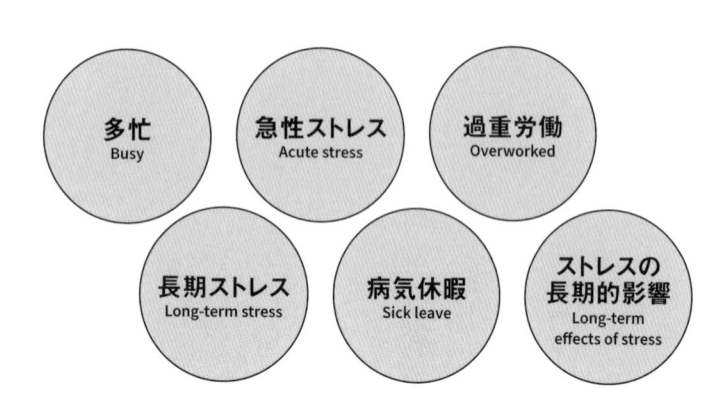

ことはよくありますし、時には忙しさにちょっとした喜びを見出すことすらあります。慌ただしく一生懸命に働いて多くの仕事をこなしても、疲れが残らなかったときを思い出してみてください。それは良い意味での多忙であり、忙しさが健康や生産性と緊密に結びついている人さえいます。

急性ストレスは、本来、危険なものではありません。実際、急性ストレスが役に立つこともよくあります。急性ストレスのおかげでバスに間に合うこともあれば、締め切り間近の重要書類を作成することもできます。急性ストレスは、特別な努力を必要とする問題や状況に直面したときの急激で短時間の反応なのです。通常、その反応は任務が完了すると鎮静し、バランスが回復されます。ところが、急性ストレスが頻繁に繰り返されて積み重なり、体が回復するために十分な時間がとれないと、長期的影響が生じる可能性が出てきます。こうした状況では、原因は消えても影響はぐずぐずと続いていると言えます。

過重労働は必ずしも急性または長期のストレスにつながるとはかぎりません。1日で4人の部下の実績・成長評価を行なうというような、きついけれど一時的なハードワークを想像してみてください。あとになって、仕事量や集中力や心労のために消耗するかもしれませんが、会議の途中や終了後にストレスの兆候が表れるとはかぎりません。一晩ぐっすりと眠り、会議や締め切りに追われない穏やかな1日を過ごせば、あなたのバッテリーは再充電できるでしょう。

長期ストレスに苦しんでいるスタッフが必ず病気休暇をとるとはかぎりません。休暇をとることをまったく考えない人もいます。自分の症状はそれほど深刻ではないと思っている場合もありますし、組織の性質によっては休むという選択肢がない場合もあります。

病気休暇につながるようなストレスが、必ずしも認知機能に長期間の影響を与えるとはかぎりませんし、また、うつ状態や不安障害を引き起こすとはかぎりません。多くの人は嵐をしのぐと最終的には元の仕事に戻りますが、仕事の処理能力が恒久的に低下したために、責任の少ない別のポジションに移る人もいます。

大切なのは、こうした用語の違いをはっきりと認識し、ストレスやその防止について議論するときに、あなたやスタッフができるだけ正確な言葉を使うように心がけることです。

ポイント　次の問いを考えてみましょう。

・あなたにとって「ストレス」という言葉は何を意味しますか？

・あなたのスタッフがストレスという言葉をどういう意味で使っているか知っていますか？

・あなたの組織では、ストレスの定義について議論して合意をつくり、集団としての共通理解をもっていますか？

・あなたの部門や組織において、ストレスの原因と解決策に関する有力な論理はどんなものですか？　そのことについてチームと議論したことはありますか？　また、上司と話し合ったことはありますか？

・ストレスを軽減するために外部のコンサルタントを利用したことがありますか？あるとすれば、そのコンサルタントがストレスという用語をどのように理解し、定義しているかわかりましたか？

ストレスを理解し、定義する一般的な方法

私たちは、ストレスが意味するものを明確にし、その用語をもっと正確に使わなくてはいけません。本書が重視したのは、個人のストレス体験と、それをどのように処理するかに焦点をあてた研究と、より客観的な、文化に起因する種類のストレスについての研究です。

個人のストレス体験と、それをどのように処理するかに焦点をあてると、ストレスの原因を次のように表すことができます。

ストレスは、環境によって課された条件や要求が、自分の才能、技量、働きについての自己評価を超えていると考えたときに発生する。

言い換えると、本人が、課された要求に対処するために必要な、才能、技量、機会をもっていると考えるかどうかによってストレスに屈するかどうかが決まるのです。同じ仕事

や状況でも、人によって対応能力に対する自己評価が違うので、反応が異なります。最も多く使われているモデルの1つ、「仕事の要求度（Job Demands）-資源モデル（Resources Model）」（バッカーとデメロウティが中心になって考案）は、ストレス反応を要求と資源の不均衡として説明します。日々の仕事の中で、私たちは多くの要求（たとえば、スピードアップ、枠組みのあいまいさ、対立、他の部門との協力の困難、マネジメントの欠如）に直面する一方、そうした要求に、できるかぎり効率的に対処するための、自由に使える多くの資源（肯定的な評価、影響力、明確な枠組みと役割、社会的支援、専門的能力、学習）をもっています。「仕事の要求度-資源モデル」は、通常、一方に資源が載り、もう一方に要求が載った天秤《てんびん》ばかりとして描かれます（次の図を参照）。要求と資源のバランスがとれていると身心の健康と意欲が維持され、バランスを欠くとストレスにつながります。

個人が、要求と、能力・資源・機会とのバランスをどのように感じるかがストレス・レベルに関係しているという考え方に従うと、管理職の視点からはほぼ同じ仕事を同じ条件で行なっているように見えても、スタッフの中にストレスを感じるメンバーと感じないメンバーが存在することに説明がつきます。ですから、チームのメンバーの健康やストレスのレベルは、「あなた」ではなく「本人」が、要求と資源をどのように捉えているかで決まることを頭に置いておく必要があります。

個人の「目標」や「計画」もストレスが増大するかどうかに影響します。ある条件や、

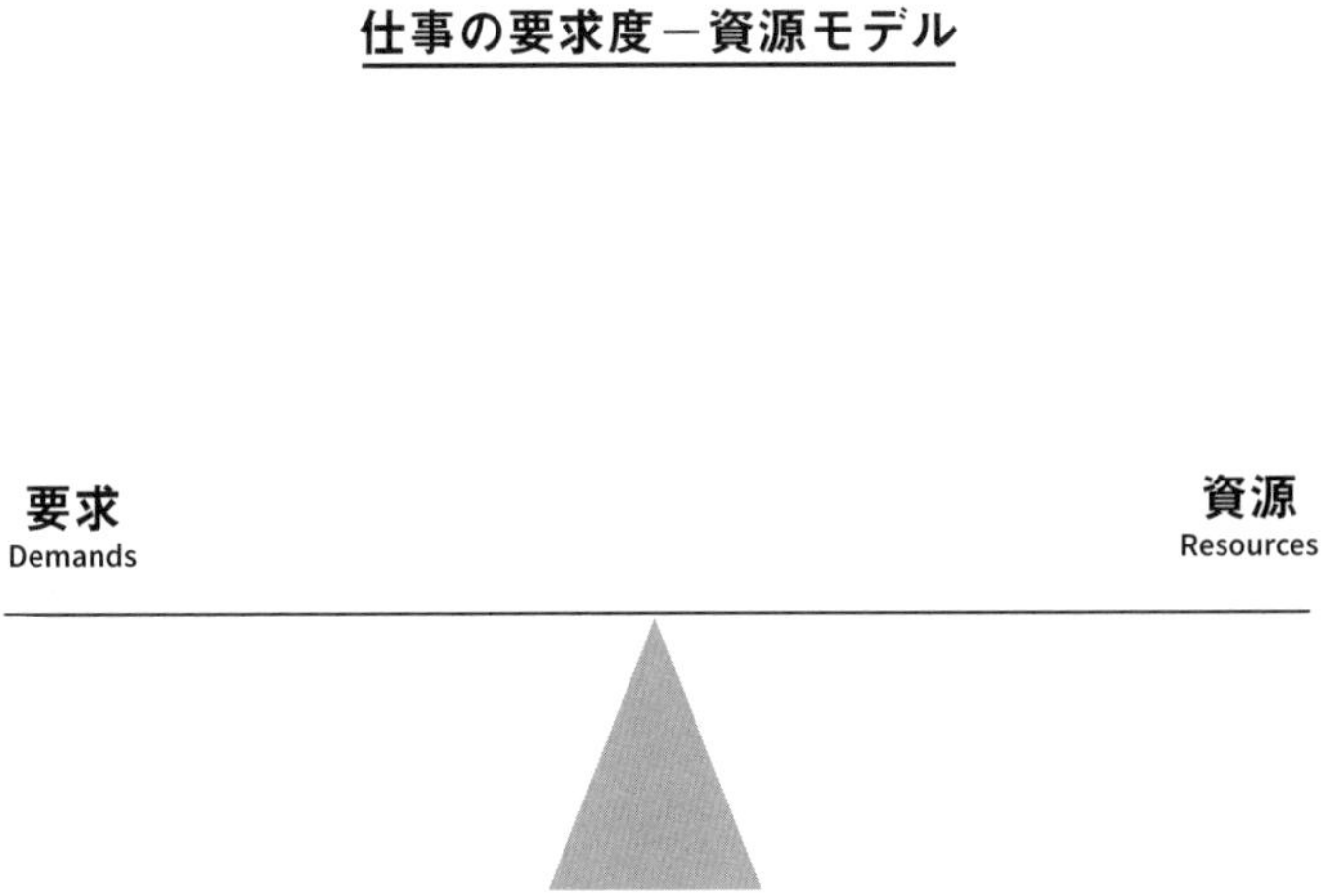

状況、任務が自分の目標の達成を妨げていると考えれば、それをストレスと感じる可能性は高まります。たとえば、あなたが就職の面接に行くために電車に乗っているとき、駅と駅のあいだで長時間停車し、いつ発車するかについてのアナウンスがなければ、きっとストレスを感じるでしょう。しかし、同じことが面接からの帰りに起こったら、電車の遅れをうっとうしく感じはしても、ストレスになるとはかぎりません。

個人の主観的評価に注目した先ほどの定義は重要ですが、けっしてすべてをカバーするものではありません。ストレスは主観的評価だけの問題ではないので、メンバーが、直面する要求やその人がもっている資源に対する考え方を変えるだけでは改善できません。そのため、私たちは、ストレスの伝統的な解釈に次のような説明を補いました。

環境の特定の要素は、他の要素よりもはるかに大きな脅威に感じられ、その人の資源では対処できないと考えられる傾向がある。

メンバーがストレスに屈するかどうかに影響を与えるのは、本人の認識や資源や目標だけではありません。メンバーを取り巻く「環境」もストレスのリスクを増加させたり減少させたりします。タバコの煙が充満した家で育つとアレルギーのリスクが高まるのと同様に、緊張することが多い環境で働いているとストレスのリスクは増加します。

本書では、ストレスに関する次の2つの理解を基本にしています。(1)ストレスは、人が、与えられた環境と要求の中に、自分の才能、技量、機会に対する自己評価を超えるものがあると感じたときに発生する。そして(2)環境の特定の要素は、他の要素よりもはるかに脅威だと捉えられやすく、自分の資源では対処できないと考えられる傾向がある——。第1の理解はストレスの主観的要素を強調しており、第2の理解は客観的要素を強調しています。ストレスを防ぎ、ストレスに対処する取り組みにおいては、両方の要素から注意をそらさないことがきわめて重要です。

また、ストレスは、個人的な経験や自己評価、あるいは客観的な危険因子だけで形成されるわけではないことも覚えておきましょう。ストレスは生理的反応のかたちで表れ、心理的、身体的、または行動上の幅広い症状として発現することもあります。

FACT BOX

ストレス反応の生理学

伝統的な意味でのストレスは、交感神経系の活性化によって引き起こされる生理的状態を指します。交感神経系は自律神経系の一部であり、副交感神経系とともに自律神経系を構成しています。

交感神経系と副交感神経系は、どちらも、神経繊維を通じて、内臓、腺、血管などとつながっています。しかし、交感神経系と副交感神経系は逆の効果を生むので、私たちの身体的、精神的健康に大きく異なった結果をもたらします。交感神経系が活性化すると瞳孔《どうこう》が散大し、心拍数が増加し、血圧が上昇し、消化と唾《だ》液《えき》分泌が抑制され、副腎皮質《ふくじんひしつ》からのアドレナリンとノルアドレナリンの分泌が促進されます。副交感神経系が活性化すると、心拍数が減り、血圧が下がり、消化器系が刺激され、性的興奮が高まるなどの反応が起きます。

どちらの神経系もさまざまな器官に規則的なパルスを送っており、両者のバランスによって表れる現象が決まります。

ノルアドレナリンとアドレナリンはストレス反応のホルモンに関する基礎であり、ストレスを受けた数秒後に放出されます。この2種類のホルモンが心拍数と血圧の上昇のおもな原因です。コルチゾールはストレス反応に関連するもう1つの重要なホルモンで、人がストレスを受けているときに放出量が増加します。
ストレス反応ホルモンは免疫系に影響を与えます。とくにコルチゾールは、人がストレスを受けると免疫系にダメージを与えます。ただし、免疫系が正常に機能しなくなるのはストレス反応が長期間持続した場合です。はじめは自律神経系が活性化して免疫系のはたらきを強めますが、その反応が長期間続くと、コルチゾールの持続的な分泌と交感神経系の活性化によってまず免疫系のはたらきが低下し、その後、免疫系は正常に機能しなくなります。また、コルチゾールの分泌量が増えると、ある種のうつ病を悪化させます。ストレス、とくに長期間のストレスは、死に至る可能性があることが立証されています。

ストレス症状

次に挙げる症状は、通常、ストレス反応と関係しています。

精神的症状

全身の倦怠《けんたい》感

疲労、おっくう感

重圧感
抑うつ感、自尊心の低下
涙もろさ
落ち着きのなさ
集中力の低下
記憶障害
学習困難

身体的症状

頭痛
不眠
手足の冷え
めまい
腹痛
動悸《どうき》
高血圧

行動上の症状

食習慣の変化

アルコールやタバコの摂取量の増加

寝つきの悪さ

中途覚醒《かくせい》

言い争いの増加

社会的孤立

次のセクションはマリーネの研究に基づいたもので、現代の仕事においてストレスを引き起こす基本条件に焦点をあてます。そこでは、客観的条件がどのように主観的経験になり、スタッフの反応に影響を与えるかを説明します。スタッフにストレス症状が発生して増大すると、要求と資源のバランスの捉え方や、勤務条件への取り組み方にどういう影響が表れるかを見ていきます。

仕事が私たちになり、私たちが仕事になる

知識労働者の仕事に関連するストレスは複雑な現象であり、その表れ方には矛盾さえ感じられます。進化の観点から見るとストレスは闘争・逃走反応ですが、それならば、なぜ差し迫った危機に直面していないのにストレスが発生するのでしょうか？　知識労働に含まれるのは、記号を扱う、分析する、関係を築く、報告書を作成する、アイデアを生み出す、会議を開く、計算するなどの作業です。そうした何ら危険のない仕事が、なぜ生命の危険にさらされた状況と同じ、生理的、心理的なストレス反応を引き起こすのでしょうか？　締め切りや難しい分析、複雑な仕事で死ぬ人はいませんが、それらがストレス反応をある程度まで活性化し、持続させると話は違ってきます。1人の高度に専門的な知識労働者が、ある会議について話してくれました。彼女は、その会議で、上司が仕事に協力してくれないことに対する憤りが頂点に達したと言うのです。[2]

2　本書を通じて参照しているのは、マリーネ・フリース・アナスンが博士論文のために行なった調査プロジェクトである。それには、ストレスに苦しむ人々に対する広範囲の聞き取り調査が含まれている

「その会議で、私と同僚は、上司がその仕事に手をつけてもいないし、内容をまったく理解していないことがわかったんです！　私は気分が悪くなりました。視野狭窄《きょうさく》が起きました。目の前が真っ暗になって、鳥肌が立ち、喉《のど》と腕がヒリヒリするのを感じました。そして思ったのです。『心臓発作が起きる！』って」

彼女の反応はけっして特殊なものではありません。あなた自身や、あなたのチーム、管理職の同僚たちが経験してもおかしくないのです。

まったく危険のない仕事に就いている人々が、どうして重度で長期のストレスに陥るのかを説明するために、このパート1では、まず「仕事との新たな関係」に着目します。それは、知識労働が中心の現代の職場において多くの人々が避けて通れない問題です。続いて、ストレスで苦しんでいる人々によく見られる2つの症状に基づいて、実際の「ストレス症候群」の状態を説明します。2つの症状とは、（1）自己イメージと自尊心の低さ、と（2）現実感の欠如、です。そして最後に、ストレスの発生において管理職が果たす役割に焦点をあてます。重要なことなので強調しておきますが、私たちは、どのような意味においても管理職がスケープゴートにされるべきだと言うつもりはありません。ほとんどの管理職が、日々の仕事の中でチームの健康を守るためにたいへんな努力をしていることは十分承知しています。まして本書を読んでいる管理職のみなさんはそうでしょう。しかし、現代の仕事のいくつかの側面では、管理職が、ストレスや健康のレベルが上がるか下がるかのカギを握っているのです。

はじめに、現代において、私たちと仕事の関係を特徴づけるものが何かを考えます。おそらくみなさんは、自分自身やチームの中に次に述べるいくつかの要素を見出すでしょう。

仕事とアイデンティティーの融合

私たちが仕事に行くのは、もはや余暇を得るためだけではなくなりました。仕事は、今やただの手段ではなく、単純な労働と賃金の交換ではありません。私たちが望んでいるのは、仕事が意味をもち、自分が成長できて、自分の市場価値が高まることです。スタッフの圧倒的多数は、質の高い仕事を時間内に成し遂げることが重要だと考えています。私たちは仕事から快感を、つまり自尊心の高揚を得ているのです。自分自身の仕事でも誰かと共同で行なう仕事でも、うまくできると、しばしば大きな自尊心や満足が得られます。仕事はアイデンティティーと自己イメージのカギを握る部分と言ってもいいでしょう。

ピラミッドの底辺にいる人々の仕事に生活の糧以上のものを求めているのは、本人たちだけではありません。職場も雇用者も、スタッフが仕事に積極的に取り組み、高いモチベーションをもち、柔軟で、組織との一体感が強く、チャレンジ精神が豊かであることを望んでいます。コペンハーゲンでは、ある企業が駅近くのオフィスビルにビル3階分に相当する垂れ幕を掲げ、そこへ次のような言葉を書いています。「ここでは都市計画を愛する60人の技術者が働いています」。もちろん、その技術者たちや他の社員はきっと仕事を楽しんでいるでしょうが、「愛する」とはどういうことでしょう？　この例は、私たちにとって仕事がもつ重要性を示し、愛と呼ぶような、深く、強い関与が不可欠になったことを表しています。

私たちにとっての仕事の重要性を理解するためには、知識労働者が何を行ない、それがどのように組織化されているかを理解することが必要です。今日、従業員のアイデンティティーと個人的資質は従業員が自分の任務を遂行するために必須《ひっす》の資源です。知識や、記号や、他の人間と、あるいはそれらすべての要素と仕事をする人々は、自分の社会的、感情的、創造的、認知的能力を活用しなければいけません。こうした仕事に必要な能力や資質は、私たちがこれまでパーソナリティーやアイデンティティーに属すると見なしてきたものと同じです。そのため、多くの仕事において、これまで存在した職業的なものと個人的なものの区別があいまいになってきています。

あるクライアントが、ストレスに関連した病気休暇をとる前に起きたことを話してくれました。彼女は長年、特定の個人との不和を抱えていて、相手は、彼女の仕事への意欲や、他の人と一緒に仕事をする能力、コミュニケーション・スキル、そして彼女が出す成果に疑問を投げかけ続けてきました。その同僚は、ある会議で、彼女への不満を直接表明し、次のような言葉で批判的な評価を締めくくりました。「でも、個人的な批判だとは受け取らないでね」。私たちの聞き取り調査で、クライアントは会議を思い返し、とくにその言葉について言いました。「いったいどうしたら個人的に受けとめないなんてことができるの？ あの人は私のことを話していたのに」

ストレスがどうして発生するのかを理解するためには、知識労働におけるこうした変化に注目する必要があります。コペンハーゲン・ビジネス・スクール准教授のミケール・ピーダスンは、そのことを次のように説明しています。「仕事とアイデンティティーの融合が起きているのです」。先に取り上げたクライアントにとって、この言葉は自分の仕事や成果への批判を個人的に捉えないのは不可能であることを意味しています。結局、彼女の仕事は、個人的な資質を最大限に利用しているのですから。

次のセクションでは「認知資本主義」の理論を紹介します。この理論を使うと、知識経済において私たちのアイデンティティーや個人的資質が生産のカギになる仕組みと理由が正確に理解できます。

生産が工場から脳へ移動する

欧米はすでに「産業化時代」を通りすぎましたが、かつては職場の多くが巨大な工場でした。労働者が働く場所は組み立てラインの脇であり、のちに機械に取って代わられる、単純で繰り返しばかりの画一的な作業を行なっていました。労働者は、自分の体と体力と時間を賃金と交換していたのです。労働者は機械の延長であり、管理職は労働者が企業文化をどう感じているかや、労働者の個人的な資質や、働く動機などについて、まったく関心がありませんでした。労働者のパーソナリティーや興味、才能などには意味がなく、生産を最適化するために単純作業を毎日同じやり方で行なうことが求められ、自分の仕事に疑問をもつことや、作業工程を改善しようとする試みは必要ありませんでした。労働者は機械よりも少し厄介で制御しにくいものの、機械と同様の資源だったのです。当時は誰も「従業員」という言葉を使わず、単に「労働者」と呼んでいました。

現在、欧米の労働市場では、従来型の産業や工場での大量生産が占める割合は、ますます小さくなっています。多くの企業はそうした労働は世界の他の地域に委託し、最も複雑で知識集約型の生産だけを維持しています。現在、中心になっているのは、従来とは違ったタイプの仕事、違うかたちの生産、仕事を組織化する違う方法です。一部の国々では知識労働が広く普及しているため、「認知資本主義の時代」と呼ばれています。知識労働者は、最終製品を生産して1日の終わりにそれを顧客に向けて発送するといったことはほとんど行ないません。帰宅するときに残すものは、文字や言葉や数字を書き加えたり削ったりした文書です。知識労働の対象は、性質上、多岐にわたり、記号、関係、文化、数字、プロセス、開発、教育、その他捉えどころのないものを含みます。

知識労働者は、自分自身と個人的資質を使って仕事をします。そのため、仕事は自分の精神的、感情的な特質に大きく依存します。これまでの仕事のように、アイデンティティーとプロセスと最終製品を分けることは不可能であり、それぞれがそれぞれの延長上に存在するのです。知識労働者は自分の仕事とそのやり方を形づくり、仕事も同じように知識労働者を形づくります。たとえば、チームのメンバーの1人が批判的なパーソナリティーを身につけると、同じ仕事をする他のメンバーの中にも必然的に批判的なパーソナリティーが生まれます。パーソナリティーが仕事に使われる場合、その仕事を1人でするか他のメンバーと一緒にするかにかかわらず、批判は容易に個人の一部になるのです。次の図はこのようなアイデンティティーと仕事の融合を示しています。

この融合が現代に働くことの本質的な部分であるという事実は、企業のあいだに広がっているある傾向を見てもわかります。多くの組織が、スタッフの個人的成長への支援を組織の成長戦略に組み込んでいるのです。スタッフに提供される（あるいは要求される）講習には、自己表現、自己管理、個人的成長、コミュニケーション、感情的知性（訳注：人の感情を理解し、人間関係を円滑に維持する能力。心の知能指数）などがあります。また、実績・成長評価は、仕事とアイデンティティーの融合への対応であると同時に、融合を助長する原因の一部でもあると考えられます。公共部門と民間部門のどちらにおいても、従業員と管理職は、しばしば評価の準備をします。スタッフを、人と協力して仕事をする能力、コミュニケーション・スキル、自己表現力などの観点から1~5の段階で採点するのです。

こうした仕事とアイデンティティーの融合は、肯定的な結果と否定的な結果をもたらします。従業員に配慮した組織的枠組みをもつ優れた精神的労働環境においては、仕事とアイデンティティーの融合はスタッフと企業の双方に利益があります。従業員は、仕事から

仕事とアイデンティティーとの関係

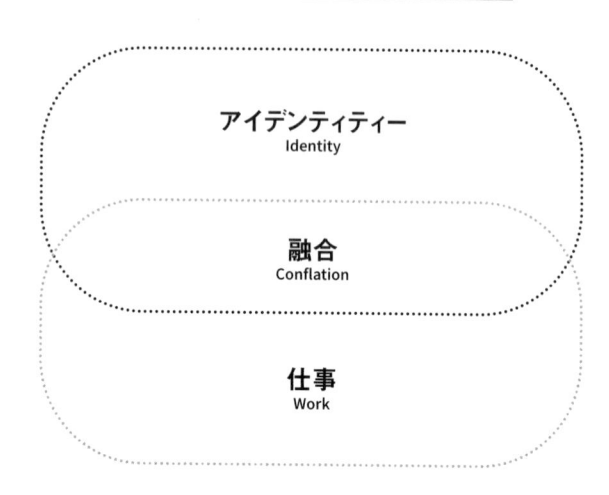

意味や、達成感や、個人的成長を得られますし、企業は、献身的で、モチベーションが高く、企業に忠実な従業員を確保できます。この互恵的なプラス効果は、労働環境が良好で、合理的な時間枠で仕事をする条件が整っているかぎり持続します。しかし、論争が起きる、仕事量が過剰になる、成功の判断基準が不明《ふめい》瞭《りょう》になるなど、双方の期待が一致しなくなり、スタッフが、もはや管理職から正当に認められていないと感じるようになると、マイナスのスパイラルが始まり、ストレス反応が発生し、「ストレスの階段」（パート2で紹介します）を落ちていくことになります。

　仕事とアイデンティティーの融合を理解することは、ストレス・スパイラルを理解し、それに対抗するための重要な足がかりです。次のセクションではストレス・スパイラルについて解説します。

ポイント

次の問いを考えてみましょう。

・あなたのチームのメンバーは、個人的なことと仕事上のことを区別するのが難しいと思っていますか？

・あなたのチームは、仕事をするためにどんな個人的資質を利用していますか？

・あなたとチームは、あなた方の仕事の分野で、どんな個人的、社会的な能力がとくに重要だと考えていますか？　あなたは、それらの能力を実績・成長評価の際に評価しますか？

・あなたの分野では、仕事上のスキルアップと個人的な能力開発のあいだで、どこに線を引いていますか？

ストレス・スパイラル

この章では仕事に関連するストレスについて掘り下げて考察します。どのストレスが仕事に起因し、どのストレスが私生活に起因するのか、それぞれの範囲を決めるのは難しく、ある程度の「はみ出し」があるのは避けられません。たとえば、仕事関連のストレスのために、配偶者や、子ども、友人などに対する個人的な態度が変わり、家庭で問題が起こることは少なくありません。怒りっぽくなったり、イライラしたり、人に気を配らなくなったり、気力がなくなったりするのです。逆に、家庭での不満や重大な問題のために生じたストレスが、作業能力の低下、集中力の欠如、同僚に対するいら立ちなど、仕事に悪い影響を与えることもあります。このように、仕事上のストレスと家庭でのストレスのあいだに明確な境界はありませんが、ここで、仕事に関連したストレス症候群とストレス・スパイラルの力学について、新しい研究に基づいた説明を紹介しましょう。

仕事に関連するストレス症候群

仕事に関連するストレス症候群は2つの要素から成り立っていて、程度の差はあっても、通常、ストレスで苦しんでいるスタッフにはその両方が認められます。

1. **低い自己イメージと少ない自尊感情**：否定的な自己イメージをもっている
2. **現実把握力の低下**：現実を解釈する自分の能力に対する信頼を失っている

次のセクションでは、知識労働者が自分のストレスについて語った話を紹介し、2つの要素を詳しく解説します。

(1) 低い自己イメージと少ない自尊感情

先ほど述べた仕事とアイデンティティーの融合が発生すると、仕事を完了できなかったとか、誰かに批判された、組織の大きな改編があった、管理職から認められなかったといった否定的体験によって、スタッフの肯定的な自己イメージや自尊感情が損なわれる可能性があります。

次に紹介するサラのケースは、仕事に関連するストレス症候群の第1の要素を明確に示しています。サラは高度な教育を受け、ここ何年かは公共部門の大きな職場で組織改革と新しい構想の実現に取り組んできました。彼女はその組織のスタッフの主要メンバーであり、それまで大きなストレスを感じたことはありませんでした。ところが、一連の組織改革のあと、彼女の精神状態は変わってしまいました。

数年前まで、サラは局長のところに行って直接、提案書を提出し、当日中にイエスかノーの答えをもらうことができました。しかしその後の組織改編の結果、彼女はライン管理職の下に配置され、今はライン管理職が彼女の部門と上級管理職のあいだをつないでいます。サラは、ライン管理職が上級管理職の決裁を求める段階になると、何かの提案や（たいがい多くの会議やプロジェクトが伴う）戦略の立案を優先させて、彼女の提案をうやむやにしていると思っています。サラの案件はずるずると引き延ばされ、その理由もはっきりと説明してもらえません。彼女はたびたび、自分が意思決定から外れた落とし穴にはまってしまったように感じます。そのあいだにも時間は過ぎ、提案書の締め切りが近づいてくるのです。組織では他の多くの人がサラの仕事を待っているので、彼女が本来の仕事をできるだけ首尾よく効果的に果たせないと、遅れに直面するのは彼女だけではないのです。組織の中には、そのために足踏みを強いられている人が何人かいて、サラはそれを目にし、自分が間接的な原因になっていることにいら立ちを感じます。彼女はしだいに、自分自身と、重要な仕事をする自分の能力を疑うようになります。彼女は、かつては自分の強みだった、人と一緒に仕事をする能力に疑問をもちます。

ライン管理職がその状況にどう対処しようとしているのかサラには理解できず、彼が仕事のやり方をしょっちゅう変えたがる理由もわかりません。彼女はしだいに混乱し、自分に自信がもてなくなります。彼女は少しずつ自分に対する信頼を失い、ついには病気休暇をとるしかないと思うようになります。

「きっと私のせいです。私の頭が悪いから状況が理解できないんです。すべてを誤解しているのはたぶん私です。どうして私には肝心なことが見えないのでしょう？ なぜ私には彼の優れた考え方がわからないのでしょう？ すべてが自分のせいに思えるんです」

研究やコンサルティングの仕事を通じて、私たちはある傾向が強まっていることに注目しています。有能で仕事熱心なスタッフが、絶え間ない組織改革に翻弄《ほんろう》されて道を見失うことです。そういう人たちはサラのように、外的な組織上の不安定さを内的葛藤につなげ、自分が無能で、後ろ向きで、物事の意味を理解できず、変化に対処できないと感じるようになるのです。自分が良い従業員かどうかについての疑いが大きくなると、自分の価値を自分自身や他人に対して証明する必要が高まります。病気休暇をとる前にスタッフは尋ねます。「私はちゃんとしているでしょうか？ 私は満足に仕事ができているでしょうか？ 私は良い人間と言えるでしょうか？」

この、「従業員としても1人の人間としても基準に達していなければいけない」という強迫観念を考えると、細部に至るまで完璧な仕事をするために常にすべてを注ぎ込む人がいる理由が理解できるはずです。そういう人たちを動かしているのはストレスであり、無能だと思われることへの恐怖です。自己評価が低くなればなるほどこの傾向は増大し、症状が重くなればなるほど自分の仕事をこなすのが困難になります。なぜなら、ストレスは記憶力、集中力、対人関係のスキルなどにマイナスの影響を与えるからです。そのため、ますます自分が陥っている状態を誰にも気づかれないようにすることが重要になります。結果として労働時間はどんどん長くなり、労働時間以外でも仕事のことを考えるのをやめられなくなるのです。ストレス症状がエスカレートすると、しばしば、レジャーに費やす時間や、家族や友人と過ごす時間、運動する時間、自然や文化に触れる時間が後回しにされます。仕事が終わると疲れ果ててしまうか、なんとか仕事を先に進めようとさらに長時間働いてしまうからです。実際、職場は従業員が精神的な生き残りをかけて戦う闘技場になっています。

重要なのはこの力学を理解することです。管理職であるあなたは、時々、健康についての懸念をあなたに打ち明けるのをためらうスタッフがいる理由を理解しなければいけません。私たちが確かめたように、問題は目前の仕事をやり遂げるのが難しいということよりはるかに大きく、スタッフのアイデンティティー全体が危機に瀕《ひん》しているということなのです。

大規模な変化に直面したり、大きな改革を実施したりするときは、こうした負の力学に特別な注意を払いましょう。少なくとも短期的には、環境の変化によってスタッフは自信を失い、従業員同士の信頼感が弱まり、管理職への不信が生まれます。

ポイント 次の問いを考えてみましょう。

・ここ2、3年のあいだに、あなたのスタッフはどのような組織や戦略やワークフローの変化を経験しましたか？
・あなたの部門にはスタッフが不安や自信喪失を打ち明けやすい文化がありますか？
・自分のチームにプラスの変化をもたらすためにあなたは何をしていますか？
・あなたのチームに、仕事に膨大な時間とエネルギーを注いでいるメンバーはいますか？　もしいるなら、それは本人が望んでしていることですか、それとも恐怖心に駆られているのでしょうか？

(2) 現実把握力の低下

ストレスが私たちの基本的な現実把握力を切り崩すと言うと大げさに聞こえるかもしれません。しかし現実に、重度のストレスで苦しんでいる人の中には自分の感情や経験や判断を利用する能力を心から疑っている人がいます。その人たちはもはや自分が見ているものや感じていることを信じられないのです。ストレス症状は自分が現実とシンクロしていないという感覚を生むことがあります。会話についていくことや、会議での発言を覚えておくこと、物をどこに置いたかを思い出すことが難しくなるなど、記憶力や集中力がしだいに低下していくのに伴って、現実把握力はますます落ちていきます。ボー・ネダストラムは、著書『Stress og arbejde（ストレスと仕事）』（２０１４年）の中で、重度のストレスの場合は症状が脳の物理的損傷と区別しがたいケースさえあると記しています。

長期にわたって現実を把握できない人は、最終的に、私たちが「ナビゲーショナル・ボイド」（ナビ能力の喪失）と呼んでいる状態になる可能性があります。つまり、自尊感情と現実把握力の低下のために、その人の内部にあるコンパスが正常に機能しなくなり、環境に対応し、環境の中を進んでいくことが困難になるのです。

ナビゲーショナル・ボイド

自分の感情や、判断、感覚、現実感が歪んでいるか、間違っているとさえ思い込んでいる人は、しだいにそれらを情報源として使わなくなったり、完全に拒絶したりし始めることがあります。自分が世界を正しく解釈できているかどうかについて根本的な疑いをもつと、大きな不安が生まれます。それが甚だしくなると、自分の見ているものや、感情、感覚を、簡単に言えば否認する可能性があります。

「私がストレスを感じている原因の1つは、ある時点でものの感じ方について考えるのをやめたことです。『起こっていることについていくのは不可能だから、諦《あきら》めよう。自分の感じ方について悩むのはやめよう』と思いました。でも、そうはいきませんでした。現実との接点がなくなってしまうからです……」

この引用でわかるように、ナビゲーショナル・ボイドに陥った人は、自分の感覚や感情や判断をはさまず現実をひたすら合理的に理解しようとするときに、現実の微妙さや複雑さに対処するのが難しいことに気づきます。

ストレスの犠牲者が、身体的、心理的、そして行動上の症状に対応できず、それらを長期間無視するという事実は不可解に思えるかもしれません。理由の1つは、症状に対応しようとした結果が期待どおりではなかったと感じられることであり、また、もはや身体的にも精神的にも自分の身を案じることに意味がないと思うことです。次に引用するのは、ストレス症状がピークに達したときに、なぜ、ただそれらを無視するという戦略をとったかについて、あるクライアントが説明してくれた理由です。

「それで、私は症状についてただうっとうしいと思いました。前へ進め！　そうすべきだと誰かが決めたのです。それに口出ししたり、意見をはさんだりするのは私の役割ではありません。おそらく私はちゃんと理解することもできないでしょう。だから、ただ進み続けるのです。すると症状がまた発生します。もう、うんざりです。頼むからやめて！　私たちはこれをやり遂げなくちゃいけないの。そして、それも、あれもやらなきゃいけない。

誰だって、症状を無視するのがほんとうにじょうずになるわ」

私たちは、体調や精神状態が正常なときは、体や精神に表れる症状や変化を自分と環境との関係についての情報として使います。たとえば、ある講座に出席して家に帰ったときに首に痛みがあったら、長時間悪い姿勢で座っていて、講師を見るために体をひねっていたからに違いないと考えます。もしレストランに行ったあとで腹痛を感じたら、そこの料理のせいだと思うでしょう。正常な状況であれば、私たちは自分の症状と状態から意味と論理を導き出そうとし、それによって次はどういう行動をとればいいかを学びます。しかし、重いストレスで苦しむ人々にはそれができません。このような人々の多くは、前に挙げた例のように症状を無視します。症状に対処し反応するのがとうてい不可能に思えるからです。

残念なことに、スタッフの中には症状を隠し、抑圧する人がいます。それによってストレス・スパイラルに追い込まれ、「ストレスの階段」（パート2で扱います）を落ちていく結果となります。そうなると、スタッフのストレスを発見し、対処することがいっそう難しくなります。本人が故意に症状を隠しているとしたら、どうやって症状を見つければいいのでしょう?

あなたのチームの1人が、もはや自分の判断力を信じられず、行動を自分で決められなくなったら、その人の精神状態は、すでに知っているはずのことや、かつては対処できていたことについてあなたに質問し始めるという行動に表れます。そうかと思えば、たとえばあなたが新たな仕事を割り振ったとき、詳しいことを聞き返さなくなることもあります。混乱した内面や不全感を知られてしまうのが怖いからです。

このように、スタッフの認識が徐々に現実と乖離《かいり》していく状況に気づくことは重要です。スタッフがあなたに、「仕事量が過剰になったと感じる」とか、「しなければならないことをやり遂げる時間や余裕がない」とか言った場合は、その言葉を真剣に受けとめ、そこに本人の現実認識が表れていると理解することが重要です。そうすれば、把握した問題を解決できるだけでなく、本人にとっての現実を理解できず、それについて話し合う機会（状況を改善するために協力するという選択肢を含む）を逃し、本人の現実把握力をさらに低下させて、あなたが気づかないうちに状態を悪化させるのを避けられます。

ポイント

次の問いを考えてみましょう。

・スタッフの1人が自分のストレス症状について冗談を言ったものの、あなたが質問をすると、これも仕事の一部ですよと言って一笑に付すことがありましたか？

・自分自身のストレス症状を無視し、気がつけば悪化していたという経験はありませんか？

・スタッフが、目標を達成するのが難しいとか仕事をやり遂げられないと言ったとき、あなたは通常どのような対応をしますか？

・職場の改革や基本的な労働条件についてのスタッフの発言に、あなたはどのように対応しますか？　どんな場合に不平として無視し、どんな場合に建設的でもっとも な意見として受けとめますか？

・正直に答えてください。スタッフが改革のもつ可能性を理解できないとき、あなたはいつも決まった対応をしますか？　スタッフが何を言っても、反射的に、不平を言っているだけだと捉えますか？

ストレスと知識労働——危険なカクテル

知識経済と認知資本主義の時代においては、わずかなストレス症状でさえただちに私たちの仕事と能率に悪影響を与える可能性があります。前に触れたように、私たちの仕事は個人的な資質や認知機能に深く依存しています。これは、(物忘れ、集中力の低下、学習困難、怒りっぽさ、対人能力の低下、新しいアイデアや創造性の欠如などの)ストレス症状が、私たちの仕事の能力や、生産性や、仕事の質を、急速かつ顕著に低下させる可能性があることを意味しています。もしチームで行なう仕事に、熟慮と、他のメンバーとの協力、そして自分の時間を管理する能力が必要ならば、ストレスによる著しい能率の低下が非常に起きやすくなります。

こうしたことすべてが、知識労働とストレスの組み合わせを危険なものにしています。さらに、そこに仕事とアイデンティティーの融合が加わると、ついには爆発性のカクテルができあがります。自分の能力と価値に疑いをもっているスタッフは、通常、有能な社員、ひいては有能な人間としての自己イメージを維持しようと必死になります。しかし、その一方で、ストレス症状は仕事をするために大きく依存している資質や特性に影響を与えます。これは悪循環です。仕事をする能力の重要性が高まれば高まるほど、ストレスによってその人の作業能力は落ち、仕事はますます困難になります。

性格はストレスの原因か?

少し前に、管理職はストレスの原因がスタッフの私生活や性格にあると考える傾向が強いと書きましたが、そう考えるのは管理職だけではありません。労働組合やストレスの専門家を自称する人々も、ストレスには完璧主義者や仕事に打ち込みすぎる人に発生しやすい特定の傾向があると主張しています。

学術研究もそうした結論を裏づけているように見えます。たしかに、さまざまな研究が、仕事への過剰関与とストレス、完璧主義とストレス、仕事中毒とストレス症状の関連を示しています。次の図は、多くの人が性格とストレスの関係をどう見ているかを表しています。

こんな単純な話ならいいのです。しかし、事実はそうではありません。完璧主義や過剰関与といった性格特性がストレスにつながるという科学的証拠はありません。ストレスと性格に関する研究は、通常、アンケート調査のかたちをとり、回答者はストレス・レベルの大きさや完璧主義の程度などを問われます。問題なのは、被験者が一度にアンケートに答えることです。2つの異なった事項を同時に質問すると、因果関係、言い換えれば、ストレスと完璧主義のどちらが先なのかを特定するのが難しくなります。

性格がストレスの原因かどうかという問いに答えるのは簡単ではないと私たちは考えています。完璧主義という特性がストレスのリスクを高めることはあるかもしれません。しかし、同じように、仕事とアイデンティティーが融合しているために、完璧主義といった性格がストレスによって増幅される事実にも注目しなければいけません。前に書いたように、ストレス症状によって、仕事をこなせるかどうかが生き残りに関わる心理的な問題に

ストレスの原因とされる性格

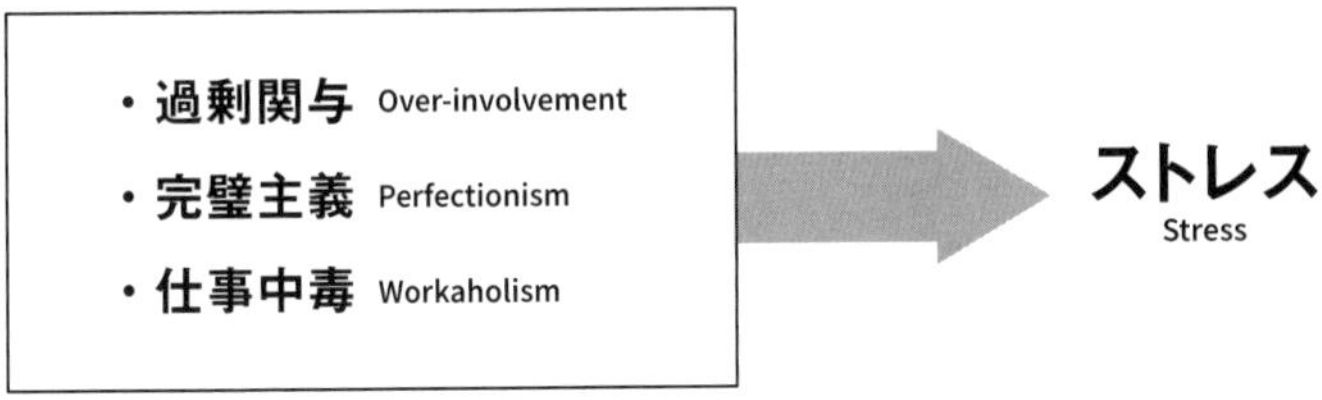

変わる可能性がありますが、同時に、症状が深刻化しているから仕事をやり遂げられるのだとも言えます。ストレスを抱えたスタッフは、できるだけ長く「生き延びる」ために、すべてを注ぎ込んで非の打ちどころのない完璧な仕事をするのです。そうしたスタッフは、細部にこだわるようになり、柔軟性を失い、凝り固まり、ますます多くの時間を仕事に使うようになります。その間ずっと仕事の重要性は高まっていきます。言い換えれば、このような行動に駆り立てるものがストレスの発生なのかもしれません。表面的には、原因が、いかにも完璧主義や、過剰関与や、仕事中毒に見えるかもしれませんが、こうした特質はストレスによって増大するのです。しかし、スタッフの一員がストレスを抱えた理由については安直な結論を出さないことが大切です。私たちの経験では、ストレスは人の幅広い性

格特性に影響を与えることがわかっています。

ストレスを、たんに従業員だけに関わる問題としてではなく、従業員と環境の関係の問題として見ると新たな空間が生まれます。そこでこそ私たちは問題の解決ができるし、そうしなければいけないのです。その空間は従業員と組織のあいだの空間であり、あなた、つまり管理職が占める空間です。あなたはスタッフと職場をつなぐきわめて重要な存在であり、チーム内のストレスを防止し、対処するために多くのことができます。逆に言うと、あなたはストレスを引き起こすのに最適な立場にもいるのです。次のセクションでは、管理職が（自覚がないにしても）どのようにしてストレスの原因になるかを詳しく見てみます。

拡張された管理職の定義

この章では、あなたが管理職としてどのように無意識にチームの中にストレスのきっかけをつくったり、ストレスを悪化させたりするかに焦点をあてます。強調しておきたいのですが、私たちは個々の管理職だけがチームのメンバーのストレス発生に責任があると言いたいのではありません。その背後には多くの複雑な理由があります。しかし、管理職は通常、組織階層のもっと高いところにいる人々が決めた非常に厳格な枠組みや条件を実施し、監督する役割を担っています。ですから、あなたがストレスを発生させ得る（したがって阻止できる）潜在的な立場にいるという認識が絶対に必要なのです。この認識をもてば、あなたは自分のチームや関係者に適合する独自の予防的介入（訳注：病気が進行してからではなく、健康的に見えても病気の兆候が認められる段階で対処すること）を考え出せます。

まず、ストレスに関連した病気で休暇をとっている（管理職でもある）あるクライアントが、おもに上司との関係で、どのようにしてストレスを抱え込んだかを紹介しましょう。

シャロデは、地方自治体の保育施設で14年間、管理職を務めてきました。共に働くスタッフも地域社会も彼女の働きぶりに満足していました。彼女は、何年にもわたって合理化や組織改革を乗り越えてきましたが、その中には、余剰人員の整理、合併、組織の再編成、絶え間ない労働条件の変更などがありました。シャロデと同僚たちは、自分たちと施設は2、3年続いた厳しく困難な時期を比較的平穏に切り抜けてきたと感じていました。最近の組織改革の一環として、現在、シャロデと4人の同僚の管理職は、地域担当責任者であるドーデの下で働いていますが、ドーデは保育の専門的訓練を受けていません。そのことで、すぐドーデと管理職のチームの関係に亀裂《きれつ》が生じました。

年次業績評価会議で、管理職チームとドーデは過去12カ月間の成果を評価しました。シャロデは自分の働きは例年の水準に達していると感じており、自分のチームが1年間に達成したこと、まだ努力する必要があること、次の1年間で改善できることを客観的に発表しました。翌日、シャロデはドーデとの緊急ミーティングに呼び出され、評価が否定的で批判的であり、可能性よりも限界について語っていると叱責《しっせき》されたのです。ドーデの批判はシャロデの専門家意識にとどまらず、人間としてのシャロデにも及びました。そのミーティングと、批判に対する自分の反応を思い出して彼女は言います。

「そして、私は、この……何て言えばいいのか、うーん、批判に、ショックを受けました。批判、そう批判、批判です。私はひどいショックを受けて、すっかり打ちのめされました。理解できなかったんです（中略）。ジェットコースターが猛スピードで下って行くようでした。まっ逆さまに。足もとのカーペットが突然、引き抜かれたようにも感じました。そういうこと全部です。世界がそれまでとすっかり変わってしまって（中略）。ドーデの言ったことで私に何かが起きたんです。急に、自分がほんとうは誰なのかわからなくなりました。私はいったい誰なんでしょう？」

ドーデとのミーティングの最中とその直後、シャロデは自分に対するドーデの見方を冷静に受けとめられませんでした。それは彼女をたたきのめし、自分自身の自己理解と現実認識を強力に上書きしました。しばらくのあいだ、ドーデによるシャロデ像がシャロデの自己像になりました。悪夢を見ているように、彼女の下で地面が崩れ落ち、彼女は底のない深い穴に落ちていきました。叱責された翌日、シャロデはベッドから出られませんでした。彼女は涙をこらえきれず、病気休暇をとることを余儀なくされました。

この例が示すように、従業員にとって、管理職によって自己理解と根本的に異なるかたちで自分が提示され、そのように「見られている」のを知ることは、アイデンティティーと現実感に対する大きな打撃になる可能性があります。それは、あなたが管理職としてフィードバックをすべきでないという意味なのでしょうか？　もちろんそうではありません。この問題についてはパート2で検討します。しかし、仕事とアイデンティティーが融合している状況では、管理職は、単に従業員としての個人ではなく、人間としての個人にフィードバックや批判を与えていることを自覚しなければいけません。

シャロデのケースはいくらか極端かもしれませんが、私たちが「拡張された管理職の定義」と呼ぶものについて学ぶべき教訓を含んでいます。仕事とアイデンティティーの融合によって、私たちは、もはや職業上の問題と個人的な問題を簡単かつ明快に分けられなくなっています。しかし、フィードバックを与えることは管理職の重要な役割なので、ストレスを防ぐためだけに限定されたフィードバックの使い方を説明します。肝心なのは、管理職はフィードバックを避けるべきだということではなく、自分の発言がどのようにスタッフの自己イメージと衝突するかについての意識を高めることです。そうしないと、期待した効果が得られず、能力の向上につながりません。

先に触れたように、叱責を受けるまでのシャロデは長期間、仕事に関する強いプレッシャーと不安や、絶え間ない組織改革を経験してきました。そのため、彼女の上司の言葉は、より負担の少ない時期に、つまり彼女の自己理解や自尊感情や現実感が異常に強いプレッシャーにさらされていないときに同じことが起きた場合よりも、はるかに大きな影響を与えたと思われます。

パート1では、議論を行なうためのしっかりとした土台をつくり、ストレスという分野への理解を深めました。ここで得た知識によって、あなたは残りのパートで示すモデルやツールを使って、スタッフの健康とスタッフやチームの成長や生産性との適切なバランスを見出すことができるはずです。

ポイント　**次の問いを考えてみましょう。**

・あなたは自分のマネジメント・スタイルに良い面と悪い面があることを認識していますか？

・あなたは、スタッフにプラスの影響とマイナスの影響を与えている、つまり、スタッフにやる気を起こさせたり失わせたりし、意味を与えたり混乱の種をまいたりしていることを自覚していますか？

・最近、メンバーの誰かが、あなたのフィードバックや評価を聞いてひどく驚いた反応をしたのはいつですか？

・あなたは、メンバーと重要で込み入った会話をする際、誰の現実認識が最も正しいかについての言い争いになってしまうのをどうやって避けますか？　メンバーのものの見方を理解するためにもっと注意深くメンバーの話を聞けますか？

・どういうものが良いフィードバックかについてチームで話し合ったことがありますか？　チームのメンバーに、何がフィードバックを建設的なものにすると思うか、また、あなたや、自分の同僚に何を求めているか、尋ねたことがありますか？　フィードバックを行なうことで、自分が何を達成しようとしているかをスタッフに話したことがありますか？

仕事がプロ意識や倫理観と衝突するとき

パート1では、組織、精神的労働環境、管理職のマネジメントの質、そのすべてがストレスの発生に関与していると述べました。最後に、従業員と管理職の双方に認められる、より複雑なストレスの原因を紹介します。これについては、とくにノルベルト・ゼムマー（訳者注：ベルン大学精神医学研究所教授）とナジャ・U・プレトーリウスの論文に詳しく記述されています。

ストレスが発生し悪化する原因の1つは、依頼された仕事を不快に感じることです。そういう仕事はスタッフの専門的能力や知識と対立したり、倫理観や人間としての価値と衝突する場合さえあります。たとえば、あるITチームが締め切りまでに解決策を提案するように言われますが、締め切りまでの時間が足りず、リソースが不十分であることがわかっているというような場合です。たとえその仕事を実行したとしても、解決策は最善のものにはならないし、間違いが避けられないことをチームは知っています。あるいは、技術者のチームが、生産を始める前に計算が正しいことをテストする時間がないことがわかっていたり、欠陥のある結果を公表するように言われることさえあるかもしれません。なぜなら、時間は最も重要な要素であり、企業はライバル社より先に新製品を発売しなければならないと感じているからです。

『Stress—det moderne traume（ストレス——現代のトラウマ）』（2007年）で、プレトーリウスは、「二重拘束労働条件（double-binding work situations）」のもとで労働者が経験した重いストレスについて書いています。二重拘束労働条件というのは、スタッフが何をしようとも仕事に成功しない条件のことです。たとえば、予算を超過しなければ顧客を満足させられない場合、スタッフは管理職と財務部門から批判や制裁を受けるでしょう。あるいは、欠陥のある解決策がユーザーに迷惑をかけたり損害を与えたりする可能性があることをスタッフが知っている場合もあります。人間として、私たちの大多数は、他の人々に悪い影響を与えたり、悪いとわかっている行動をとるとき、（幸いなことに）とても不快な気分になります。ノルベルト・ゼムマーは、「自己攻撃としてのストレス（stress-as-offence-to-self）」という理論において、そうしたケースでは、自分たちの仕事を明白な違反行為だと認識する可能性があると書いています。ですから、あなたのチームも、自分たちのまっとうな判断や、倫理観や、経験に反する行動を強いられる仕事をするように言われたら、ストレスを受ける可能性があります。

こうしたストレスは、あなたとチームの目的が善意に基づくものであっても軽減されないでしょう。ただ、その仕事ができるだけ正しいやり方、できるだけ倫理的なやり方で行なわれていないことに他の人も気づいているとメンバーが知れば、個々のメンバーが感じる孤立感が緩和されるかもしれません。しかし、きわめて重要なことは、あなたが、メンバーの懸念を（それが妥当なら）自分の管理職に伝えることです。このことが重要である理由は3つあります。

1. 自分たちの問題が、指揮系統をさかのぼってより大きな意思決定権限をもつ人々に伝えられることがスタッフにわかる
2. メンバーの目標を達成する能力にあなたの部門（そしてあなた）が悪影響を与えているという、不適切な組織構造について、できるだけ早く自分のライン管理職に知らせられる
3. あなたのライン管理職が、末端で起きていることについてより正確に把握でき、さらに上位の管理職に報告することを含め、何らかの行動がとれる

ポイント 次の問いを考えてみましょう。

・あなたは、チームのメンバーが自分たちの仕事にどのような質を期待しているか、チームと話し合ったことがありますか？

・あなたのチームには、中核となる仕事にどのように取り組むかについて議論する場所と、時間と、適切な枠組みがありますか？　出資者、パートナー、顧客、患者などを満足させるうえで、チームはどんな問題に遭遇しますか？

・あなたの部門や、あなたのチームが中核となる仕事をするうえで二重拘束労働条件を見つけることができますか？

・あなたとライン管理職のあいだに、スタッフの専門的、倫理的な懸念を伝えても、あなたとスタッフだけが責任を負わないで済むような関係がありますか？

・あなたは、管理職としての仕事をしているときに、自分のプロ意識や、倫理観、価値観と矛盾する状況に出合ったことがありますか？　結果はどうなりましたか？　また、あなたはそれに関して何をしましたか？

PART 2

ストレスの階段

THE STEPS OF STRESS

健康な状態から一夜にして重度のストレス状態に陥ることはまずありません。長いあいだ重いプレッシャーにさらされ、課された要求が自分の資源や能力を超えていると感じるうちに、徐々に症状が悪化していくのです。チームのメンバーが突然（一見、何の前触れもなく）、ストレスによる病気休暇をとったことはないでしょうか？　振り返ってみると、職場で力を発揮できない、仕事にやりがいを感じていないといった兆候がずいぶん前から表れていなかったでしょうか？

ストレスの各段階の症状を理解すれば、危険な兆候をもっと早く察知できるようになります。そうすれば、病気休暇や職場復帰にかかるコストが人的資源と財源の両面で削減できます。この章では、ストレスの各段階について詳細に説明し、注意すべき兆候や症状、その対処法を紹介します。これは私たちが２００７年に発表し、その後数多くの企業や管理職に採用されている「ストレスの階段」モデルに基づいています。

ストレスとダブルループ学習

職場のストレスには総合的に対処することが肝心です。ストレスは困難な状況や過大な要求に直面したときの、自然で、たいていは健全な反応です。ですから、ストレスをごく

シングルループ学習

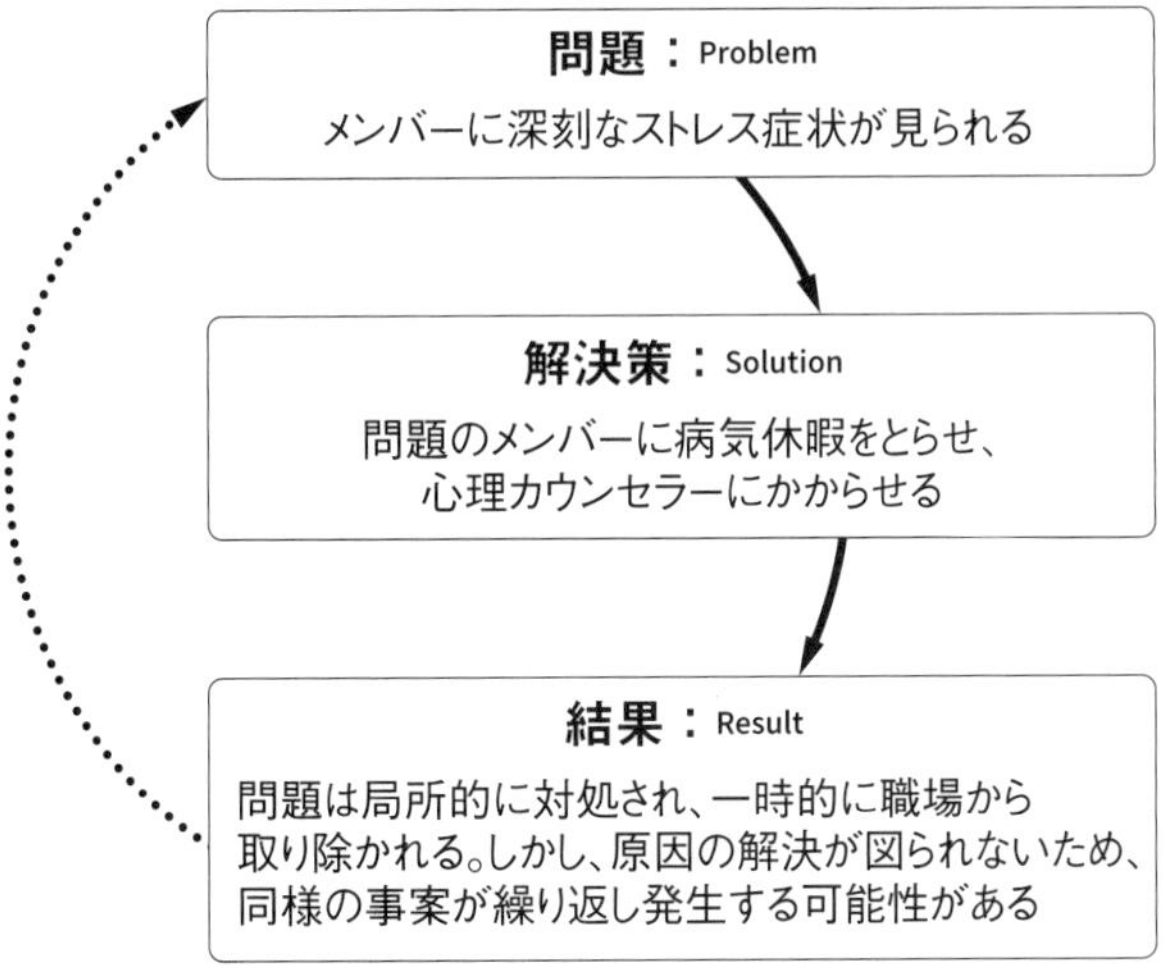
問題：Problem
メンバーに深刻なストレス症状が見られる
解決策：Solution
問題のメンバーに病気休暇をとらせ、
心理カウンセラーにかからせる
結果：Result
問題は局所的に対処され、一時的に職場から
取り除かれる。しかし、原因の解決が図られないため、
同様の事案が繰り返し発生する可能性がある

当たり前の現象として捉え、誰もがストレスに襲われるものと認識することから始めなければいけません。

ストレスについて理解し、対処しようとするときには、直線的な思考を捨てるべきです。私たちの脳は、物事が明快であいまいさのない状態を好むため、つい単純化されたメッセージに頼ろうとします。たとえば「彼がストレスで倒れたのは大型ＥＲＰ（基幹系情報システム）プロジェクトのせいだ」、「ソーシャル委員会のメンバーにならず、本来の仕事に専念できていれば、病気休暇をとらずに済んだだろう」などといった具合です。実際には、物事はそう単純ではありません。単純化したほうが現実を簡単にコントロールできそうなので、そう思いたいだけなのです。多くの組織では、「シングルループ学習」（訳者注：すでに存在する思考や行動の枠組みに従って自

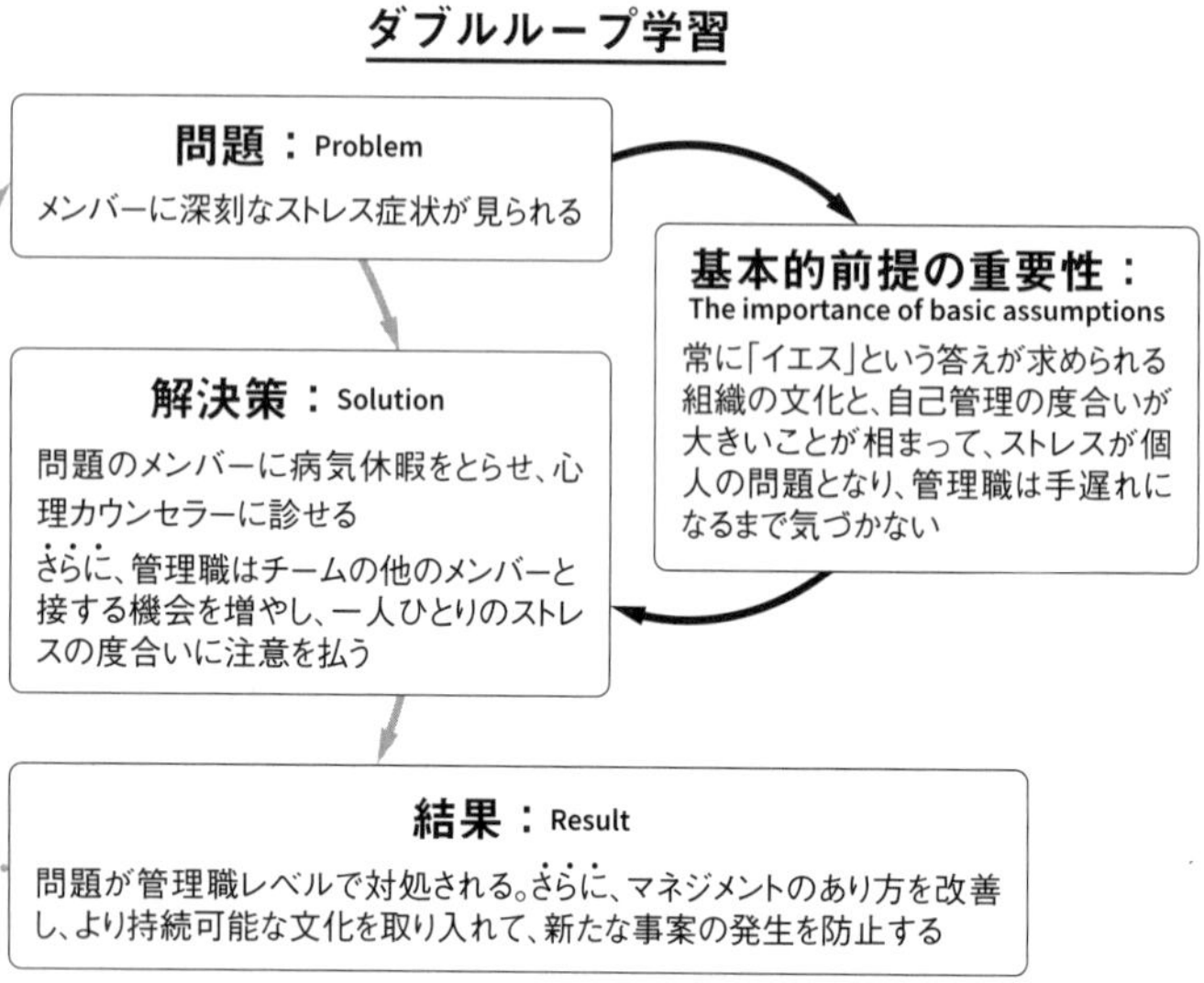
ダブルループ学習
問題：Problem
メンバーに深刻なストレス症状が見られる
基本的前提の重要性：
The importance of basic assumptions
常に「イエス」という答えが求められる組織の文化と、自己管理の度合いが大きいことが相まって、ストレスが個人の問題となり、管理職は手遅れになるまで気づかない
解決策：Solution
問題のメンバーに病気休暇をとらせ、心理カウンセラーに診せる
さらに、管理職はチームの他のメンバーと接する機会を増やし、一人ひとりのストレスの度合いに注意を払う
結果：Result
問題が管理職レベルで対処される。さらに、マネジメントのあり方を改善し、より持続可能な文化を取り入れて、新たな事案の発生を防止する

己の行動を修正していくこと）がストレス対処法の中心であり、これが適切な学習と持続可能な解決策の障害となっています。私たちは問題に直面すると解決しようとしますが、問題が起きたそもそもの原因や経緯を探ろうとはしません。つまり、対症療法をいつまでも繰り返す危険性があるのです。

あなたは管理職として、ストレスに「二重の注意」を向けるよう努めなければいけません。つまり、特定のメンバー、状況、解決策を考慮すると同時に、自分の中にある前提を自覚しなければならないということです。たとえば、それは「常に『イエス』と答え、互いに助け合わなければならない」、「自立した社員こそが優秀な社員である」といった、企業文化の根底にある基本的な前提であることもあります。

しかし、そうした前提こそが、問題の引き

金となる可能性があります。その場合は、もはや仕事の負担を背負いきれないメンバー1人の問題ではありません。あなたが管理職のレベルで対応すべき問題です。こうした前提を考慮したうえで、「ダブルループ学習」（訳者注：既存の前提やルールの妥当性を疑って、主体的に学び、組織としての知見を蓄積していくこと）を効果的に取り入れ、あなた自身や組織が働き方を変えることによって、より持続可能で長期的な解決を図るのです。対症療法を繰り返してはいけません。

ダブルループ学習は、他の職場では比較的まれなストレスに関連する病気休暇が、ある職場で頻繁に発生する原因も明らかにします。組織によっては、ストレスの要因となり得るさまざまな基本的前提が企業文化と結びついているケースもあり、状況の把握や、問題の発生防止と解決を図るときには、そうした前提も考慮する必要があります。

ポイント　次の問いを考えてみましょう。

- あなたの組織の文化を特徴づける基本的前提は何ですか？
- 「優れたスタッフ」の条件は何ですか？　とくに尊敬や評価の対象となるのは、どのような行動ですか？

「ストレスの階段 ―THE STEPS OF STRESS」モデル

２００７年に上梓《じょうし》した『Lederen som stresscoach（ストレスコーチとしての管理職）』の中で、私たちは、ストレスを段階的に進行する動的な現象として理解する「ストレスの階段」モデルを提唱しました。このモデルでは、ストレスを白黒はっきりしているものとは捉えません。ストレスと健康は０か１００かではないのです。どちらも絶えず変化し、さまざまなかたちで進展します。「ストレスの階段」モデルは、各ストレス段階の微妙な違いと、それぞれの詳細を明らかにすることを目指しています。このモデルを活用すれば、健康とストレスのレベルを把握し、レベルに応じてストレスの防止法や対処法を調整することができます。この章では、各ストレス段階の微妙な違いやニュアンスについて考察し、多様で予測不能な状況を乗り切るための指針を提供します。

ストレスの５つの段階を表現するのに非常に適した例えは温度です。温度が高くなるほどプレッシャーや要求が高まります。スタッフが「ストレスの階段」を「下っていく」につれて、症状の発生頻度、深刻さ、影響がどう増していくのかについても段階別に示されます。「ストレスの階段」は、健康で生産性の高い状態から、強いストレスを抱え作業能力が著

THE STEPS OF STRESS
ストレスの階段

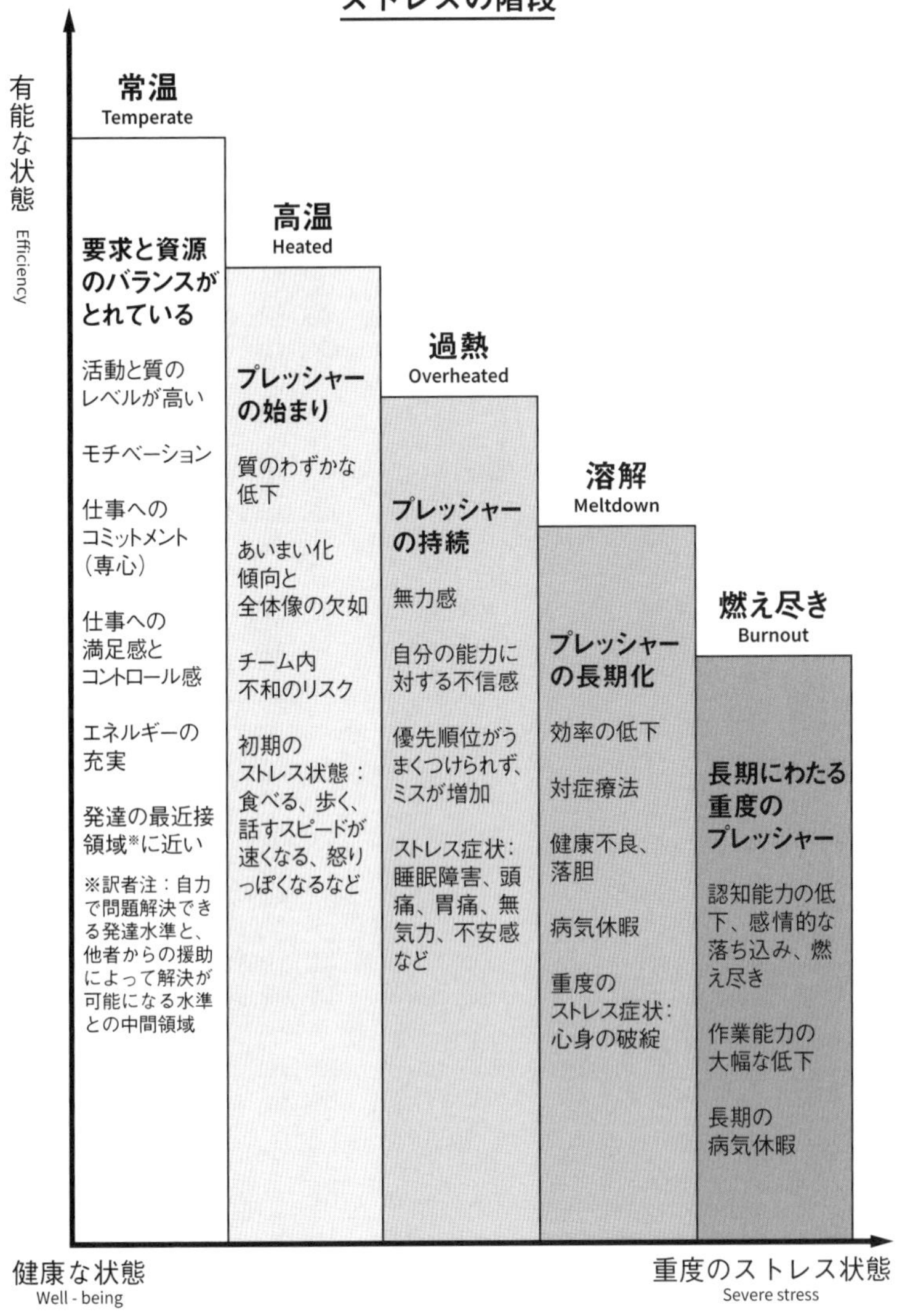
有能な状態
Efficiency
常温
Temperate
要求と資源のバランスがとれている
活動と質のレベルが高い
モチベーション
仕事へのコミットメント（専心）
仕事への満足感とコントロール感
エネルギーの充実
発達の最近接領域※に近い
※訳者注：自力で問題解決できる発達水準と、他者からの援助によって解決が可能になる水準との中間領域
高温
Heated
プレッシャーの始まり
質のわずかな低下
あいまい化傾向と全体像の欠如
チーム内不和のリスク
初期のストレス状態：食べる、歩く、話すスピードが速くなる、怒りっぽくなるなど
過熱
Overheated
プレッシャーの持続
無力感
自分の能力に対する不信感
優先順位がうまくつけられず、ミスが増加
ストレス症状：睡眠障害、頭痛、胃痛、無気力、不安感など
溶解
Meltdown
プレッシャーの長期化
効率の低下
対症療法
健康不良、落胆
病気休暇
重度のストレス症状：心身の破綻
燃え尽き
Burnout
長期にわたる重度のプレッシャー
認知能力の低下、感情的な落ち込み、燃え尽き
作業能力の大幅な低下
長期の病気休暇
健康な状態
Well - being
重度のストレス状態
Severe stress

しく低下した状態までの推移を示しています。

健康や生産性を増進する要因が少なく、プレッシャーが大きいほど、ストレス段階が進む可能性が高まります。一方、要求と資源のバランスが良く、状況をしっかり管理できているほど、常温段階にとどまる可能性が高くなります。

各段階の特徴とそれぞれの違いを十分に理解することが大切です。あなたがメンバー一人ひとりの健康状態や仕事のスタイルに注意を払わず、あるべき状態を把握していないと、積極性や能率、健康が保たれた常温段階から、気づかないうちに過熱や溶解の段階に移行してしまうかもしれません。

次のセクションでは、このモデルの各段階についてさらに掘り下げ、それぞれの特徴と違いを説明し、各段階にいるスタッフへの対応と支援のために管理職として何ができるかを示します。

The Steps of Stress

常温段階

最初の段階は常温です。スタッフにとって、要求と資源と影響力のあいだに最適なバランスがとれている段階です。生産性と健康は高いレベルに保たれています。このセクションでは、チームを「常温」に保つ方法と、管理職としてストレスの予防を支援する方法について説明します。

常温段階の特徴は健康と生産性という理想の組み合わせですが、このセクションではそれを支えるマネジメントの要素と、モデル、ツールに焦点をあてます。日々のマネジメントの望ましい要素として、すでに認識しているものがあるかもしれません。現代のマネジメントのおもな目的は、スタッフの仕事への意欲、健康、個人的成長を促すと同時に、当然ですが、高い業績を挙げることです。

はじめに、理想の状態を把握できるように常温段階の特徴から説明します。次に、熱を発生させる特別な要因について深く考察します。そのうえで、チームが常温段階に到達し、そこにとどまるために、管理職として何ができるかに焦点を絞ります。

常温段階の特徴

常温段階は、スタッフが自分の仕事にやりがいを感じ、質の高い業務ができている理想的な状態です。管理職としてそれ以上望むことがあるでしょうか？　スタッフにとってもそれは同じでしょう。

常温段階のメンバーには次のような様子が見られます。

・仕事量、仕事の質、与えられた時間のバランスがとれていると感じている。つまり、要求と資源のバランスがちょうど良いと考えている

・仕事の質がおおむね高く、適度に安定している。変動があったとしても良い方向への振れであり、普段よりも大幅に良い仕事ができていることの表れである

・職務を十分に果たし、やるべきこと、担当分野、優先事項の全体像をしっかり把握できていることが行動に表れている

・自分は有能であり、その仕事に向いていて、忙しすぎることはないと感じている。また、状況をコントロールし、仕事やワークフローに振り回されることなく、うまく対処できていると感じている

・内省力、学習力、改革力、成長力に優れている。新しい手法を理解し、受け入れる姿勢があり、上司であるあなたと意見を交わすことにも前向きで、あなたや同僚、他の管理職からのフィードバックを受けたいと思っている

・チームワークや同僚との連携が普段からうまくいっている

このリストは最良のシナリオです。チームは考え得る最高の状態にあり、メンバーの仕事量や、健康、生産性についての心配はほとんどありません。しかも、それが当たり前になっています。もちろん、チームの中で対立や不満が生じることはありますが、個々のレベルでは、あなた自身やチームにとって、常温段階は考え得る最高の状態と言えます。

「常温」のメンバーは、通常、生産性が高く、またチームが健康であることによって、管理職は戦略的、戦術的なマネジメントに集中することができます。常温段階では、個人でもチームとしても、スタッフは自己管理を実践する傾向が強くなります。全体像を把握し、優れた判断力を発揮できるため、不和が起きるリスクもあまりありません。あなたは部下に仕事を委任して、自分の担当分野の専門能力開発や戦略開発を進める機会が多くなります。すべてが順調に運び、緊急対応に追われる必要がほとんどない時期を、あなたも経験したことがあるでしょう。もしあるなら、管理職として向上できる可能性があるのは、そういう時期だとわかるはずです。あなたのチームがおもに常温段階にあるなら、緊急対応や日常業務から、戦略やイノベーションに軸足を移して、リーダーシップを発揮する絶好のチャンスです。

メンバーの視点から見た常温段階のおもな要素は次の4つです。

1. **バランス：**要求と資源のバランスがとれている

2. **コントロール感**：やりたいこと、やりたくないことを選択できる

3. **有能感**：自分にはできると思える

4. **個人的成長**：日々成長を実感できる

(1) バランス［要求と資源のバランスがとれている］

常温段階の最初の特徴は、課された要求と自分の能力や与えられた時間とのバランスがとれているとスタッフが感じている点です。

この図では、要求と資源のバランスが完璧にとれています。従業員は「非常に前向きに」仕事に取り組み、自分の責任を果たします。このバランスが、高い個人的満足のもとであり、仕事の満足感と意欲を高めることがわかっています。スタッフは、自分には能力と行動力があり、重要な貢献ができると感じています。

常温段階では、いつもどおり働くスタッフもいれば、普段より長い時間働くスタッフもいます。大事なのは、自分の仕事量と、通常より仕事量が多い期間を、ある程度自分でコントロールできると本人が感じていることです。かなりきつい仕事でも、全エネルギーを一気に

要求と資源のバランス

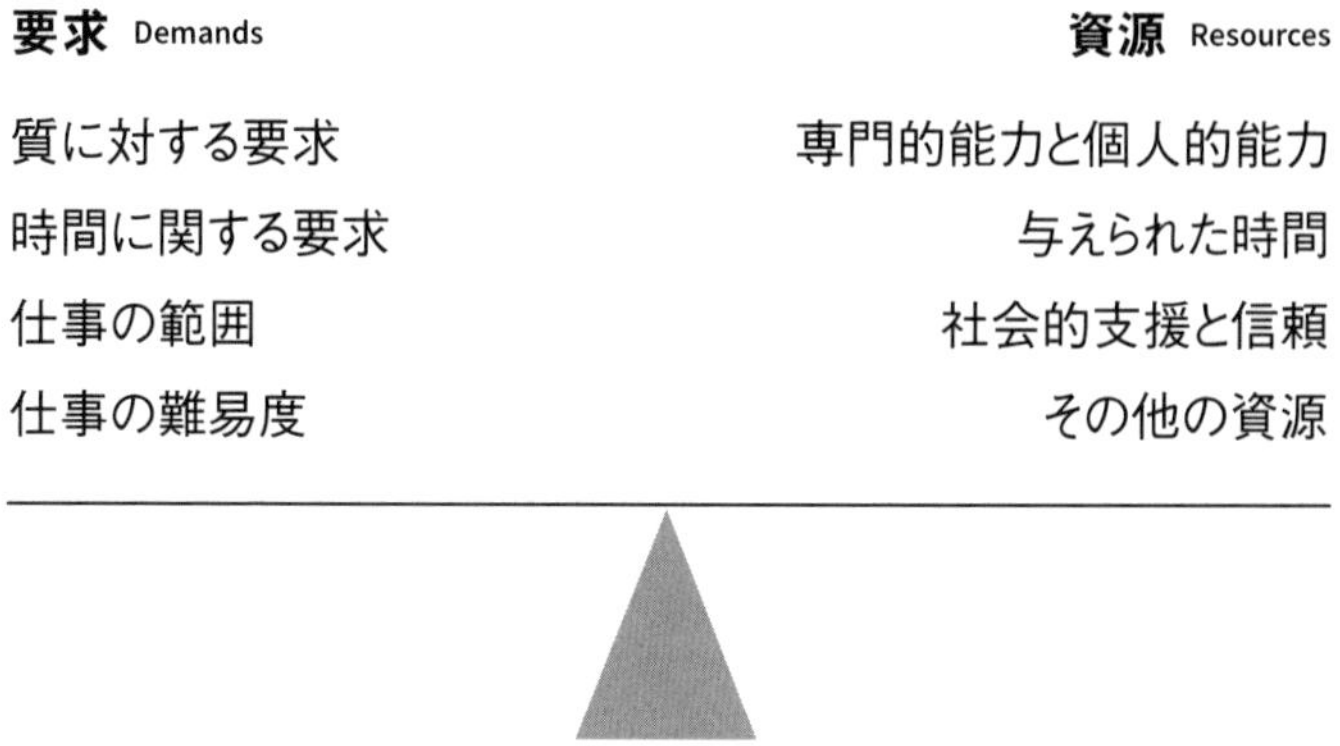

総動員する必要があっても、休憩や回復の時間さえとれれば問題ありません。なぜならこうした状況は、要求が資源を超えているため、バランスが崩れていると言えますが、一時的なことだとチームで把握できているからです。

午前9時から午後5時といった定時勤務にこだわるスタッフがいる一方で、フレックスタイム制を活用し、日によって遅くまで残業したり早めに帰宅したりする、多様で柔軟な勤務形態を選ぶスタッフもいます。フレックスタイム制を活用することによって、（とくに適切な手順を踏み、管理職が承知のうえであれば）仕事と余暇のバランスをいつでも簡単に調整することができます。

要求と資源のバランスを自分で制御できることが、常温段階ではカギを握ります。仕事の一定の側面を自分でコントロールしていると感じられることが、スタッフの健康とストレス防止には不可欠です。では次に、こうしたコントロール感が、常温段階で新しい任務を引き受ける選択にどう影響するのかを見ていきましょう。

(2) コントロール感[やりたいこと、やりたくないことを選択できる]

常温段階では、たとえ、しなければならないことが多すぎると感じながら残業になったとしても、とくに興味深い仕事に時間とエネルギーと熱意を注ぐ意識的な決断をすることがよくあります。肝心なのは、必要に迫られたのではなく、スタッフが自分で選んだ仕事だと考えていること、あるいは仕事量がすぐ許容レベルに落ち着くとわかっていることです。そうすれば、状況をコントロールできていると感じられます。スタッフの選択は、(ネガティブではなく)ポジティブな動機づけに基づいているため、持続可能で、さほどストレスを与えません。やりたい仕事に関してポジティブな選択をすると、コントロール感が得られ、健康につながります。一方、コントロール感の欠如は、重大なストレス要因になり得ます。

常温段階で新しい仕事を依頼するときには、コントロール感や、要求と資源のバランスに及ぼす影響を意識してください。はじめに、スタッフが追加の仕事を引き受ける動機となるものは何か、詳しく見ていきましょう。

短期的または長期的に生じるプラスの結果を理由に新たな役割を引き受ける場合、これを「欲求による動機づけ要因」と呼びます。言い換えると、見返りにプラスになる何かが手に入ることを期待して、イエスと答える場合です。たとえば次のような理由が考えられます。

・その仕事自体が興味深く、面白く、即座に知的な刺激を得られる
・その仕事によって自分のスキルが高まり、長期的な成果が得られる
・その仕事には大きな意味があり、自分の貢献が重要だと感じられる
・その仕事によって組織内での自分の存在感を高められる。また、能力を売り込むことで、将来的にメリットが得られる。
・自分が重要と見なす物事に影響を与えることができる（自分が変化をもたらす）
・自分にとって大切な相手を手助けできる（良き同僚でいられる）

これらの例に共通しているのは、いずれも責任を引き受けて、成果を挙げ、認められる

機会だということです。これは、ハーズバーグ（訳者注：「動機づけ・衛生理論」を提唱したアメリカの臨床心理学者フレデリック・ハーズバーグ）「真の動機づけ要因」と呼ぶものです。こうした要因は、エネルギーや熱意をもっと傾けたいという気持ちを呼び起こし、より高い成果の達成を促します。何らかの責任を与えられ、その成果が認められると、動機づけ効果が高まることはすでにご存じでしょう。十分な資源が与えられている場合はとくにそうです。

マイナスの結果を避けるために仕事を引き受ける場合、これを「回避的動機づけ要因」と呼びます。たとえばメンバーが次のように考えるケースです。

・引き受けなければ、上司からの評価が下がるかもしれない（能力がないか、怠けていると思われる）
・引き受けなければ、同僚から悪く思われる（自己中心的でチームプレーヤー失格と見なされる）
・イエスと答えるのが義務であり、そうしないと期待を裏切ることになる（相応の負担を背負うのを避けていると思われる）

・引き受けなければ、この先十分な仕事が与えられなくなる（余剰人員と見なされる）

・引き受けなければ、上司からスキルや気力に疑いをもたれる（能力がないか、意志が弱いと見なされる）

これらはネガティブな理由づけ、つまりマイナスの結果を避けるための回避戦略の1つのかたちです。私たちは誰しも、日常的にこの種の選択をしています。こうした選択は、組織の一員として自然なことであり、円滑に物事を進めるのに役立ちます。仕事で行なうことキー無さyーじ」は必ずしもすべてがポジティブな動機に基づくものではありません。「やるしかないからやる」ことも時にはあります。たとえば、その日27枚目のタイムシート（作業別所要時間記録用紙）に同意するとき、モチベーションが高まることはまずないでしょう。しかし、そうしなければ望ましくない結果が生じるとわかっているから承認するのです。回避的動機づけ要因は、仕事では（少なくともある程度は）ごく当たり前のことなのです。

しかし、先に挙げたネガティブな要因ばかりが選択のおもな動機になっているメンバーを想像してみてください。スタッフの中で最も活動的で、生産性が高く、生き生きした様子ではないはずです。むしろ、人からどう思われるか、自分の選択が招く結果に対する心配や不安に駆られているのではないでしょうか。常温段階では、こうした要因がコントロール感を低下させ、プレッシャーの高まりとともに回避戦略がとられるようになります。

ポジティブとネガティブ両方の動機づけ要因が同時に働いていることもよくあります。たとえば「怠けていると思われたくないからやるが、実のところ、その仕事はかなり興味深い」といったケースです。チームでは、多くの場合、選択についてさほど意識していません。あなたは管理職として、各メンバーが、欲求に基づく要因と回避的要因のどちらをもとに物事を選択する傾向にあるか、それぞれに時間をどう使うか、注意深く観察しなければいけません。欲求に基づく要因のほうが多い場合、たいていは、チームが常温段階にあり、動機づけ、要求、コントロール感、資源のバランスがとれているとメンバーが感じ、健康状態が良好であることの証しとなります。しかし、回避的要因が多すぎるときは、メンバーの健康状態に注意する必要があります。多くの場合、メンバーの仕事を認め、協力的な対話をもつことで、バランスをポジティブな方向に傾けることができます。

常温段階で中心となるポジティブな動機づけは、3番目の要素である有能感にも密接に関係しています。次に、自分には仕事をやり遂げられる、職場の課題に対処できると感じることに、有能感がどう関わっているのかを見ていきましょう。

(3) 有能感［自分にはできると思える］

仕事をやり遂げるための理想的な条件は、本人が十分な能力をもち、適切な資源がある

自己効力感を高める

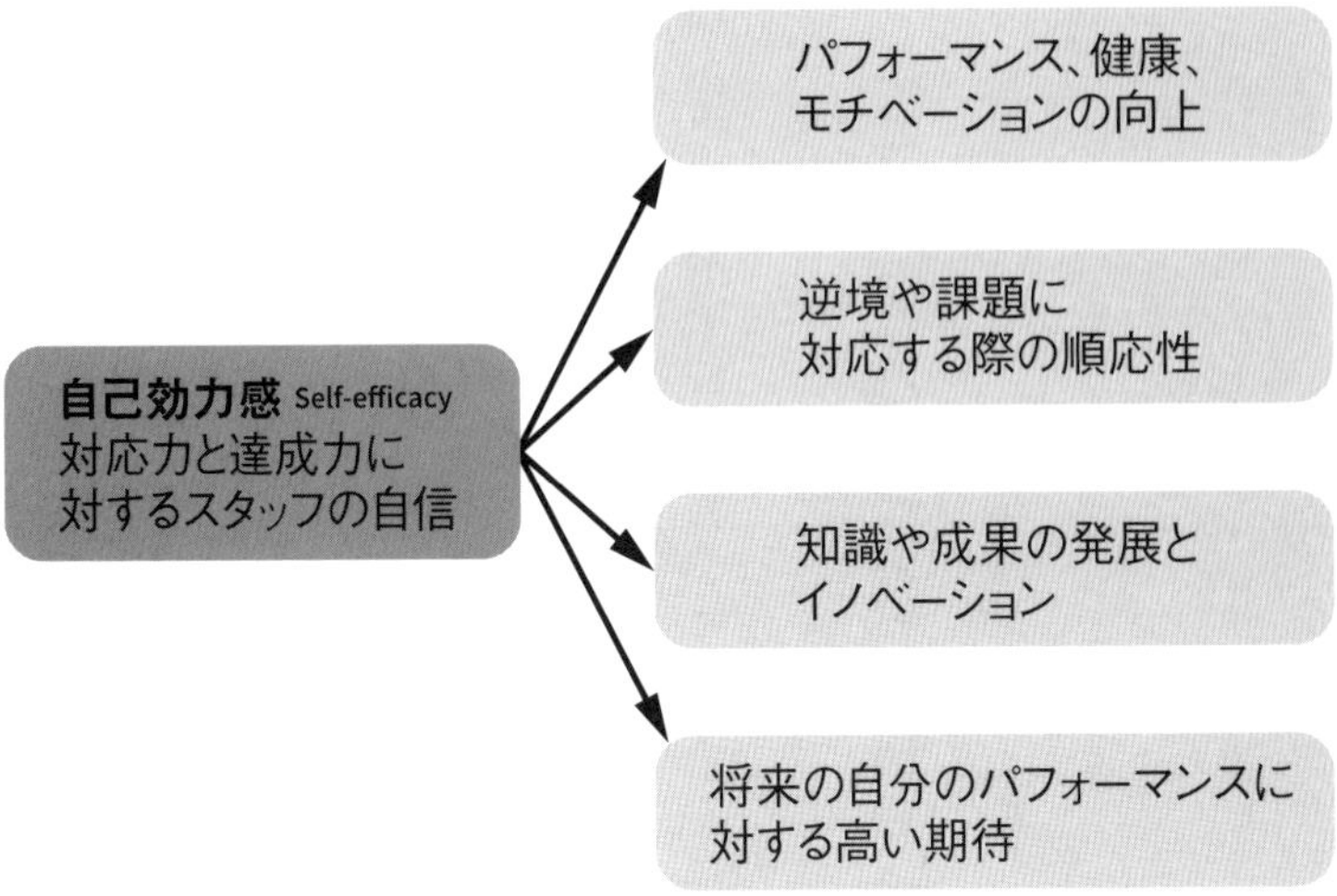

ことです。しかし、申し分なく優秀なスタッフでも、時々自分の能力を疑い、いら立ちや不満を抱え、目の前の仕事に集中できないことがあります。一方で、自分の能力に対する感覚は、心身の健康に密接に結びついています。

動機づけ研究の主要な概念の1つが「自己効力感」です。自己効力感は、自分の問題解決力と課題対応力に対する自信と表現されます。もし各メンバーが高い（バランスのとれた）自己効力感をもっていれば、チームは良好な健康状態を保ち、高い業績を挙げ、個人的成長の余地が広がり、順応力も高まります。言い換えると、変化や課題にうまく対応できるようになります。一番重要なことかもしれませんが、高い自己効力感は、各メンバーがスキルを高め、業績を向上させるに従って、自分に課す要求を調整することにもつながります。

一見すると、自己効力感が高いスタッフを採用すればよいだけの話に思えるかもしれませんが、物事はそれほど単純ではありません。自己効力感は、一生変わらずにもち続ける生まれつきの特性ではありません。直面する課題や、自分を教育し管理する人々から学びながら身につけるものです。言い換えると、私たちの自己効力感は個人的成長に関わる状況に左右されます。自己効力感が高まり、自分の能力に対する自信が深まって、新たな任務や課題に立ち向かう勇気が湧《わ》くような状況もあれば、無力感に襲われ、傷つき、自己不信に陥るような状況もあります。自己効力感は絶えず変化するものであり、管理職が影響を与えることができるものです。パート2の後半では、管理職として、どうすればスタッフの自己効力感の向上を促せるのか、詳細に検討します。

(4) 個人的成長【日々成長を実感できる】

常温段階のもう1つの特徴は、スキルの強化に対する意欲と積極性です。新たな知識を習得し、仕事に生かそうとする気力に満ちた常温段階は、専門能力開発と学習に取り組む絶好の機会です。チームは今日学んだことを明日には活用できるため、組織もあなた自身も、チームから最大の価値を引き出せます。

スキル強化は、専門的スキルか個人的スキルかを問わず、通常、メンバーが発達の最近

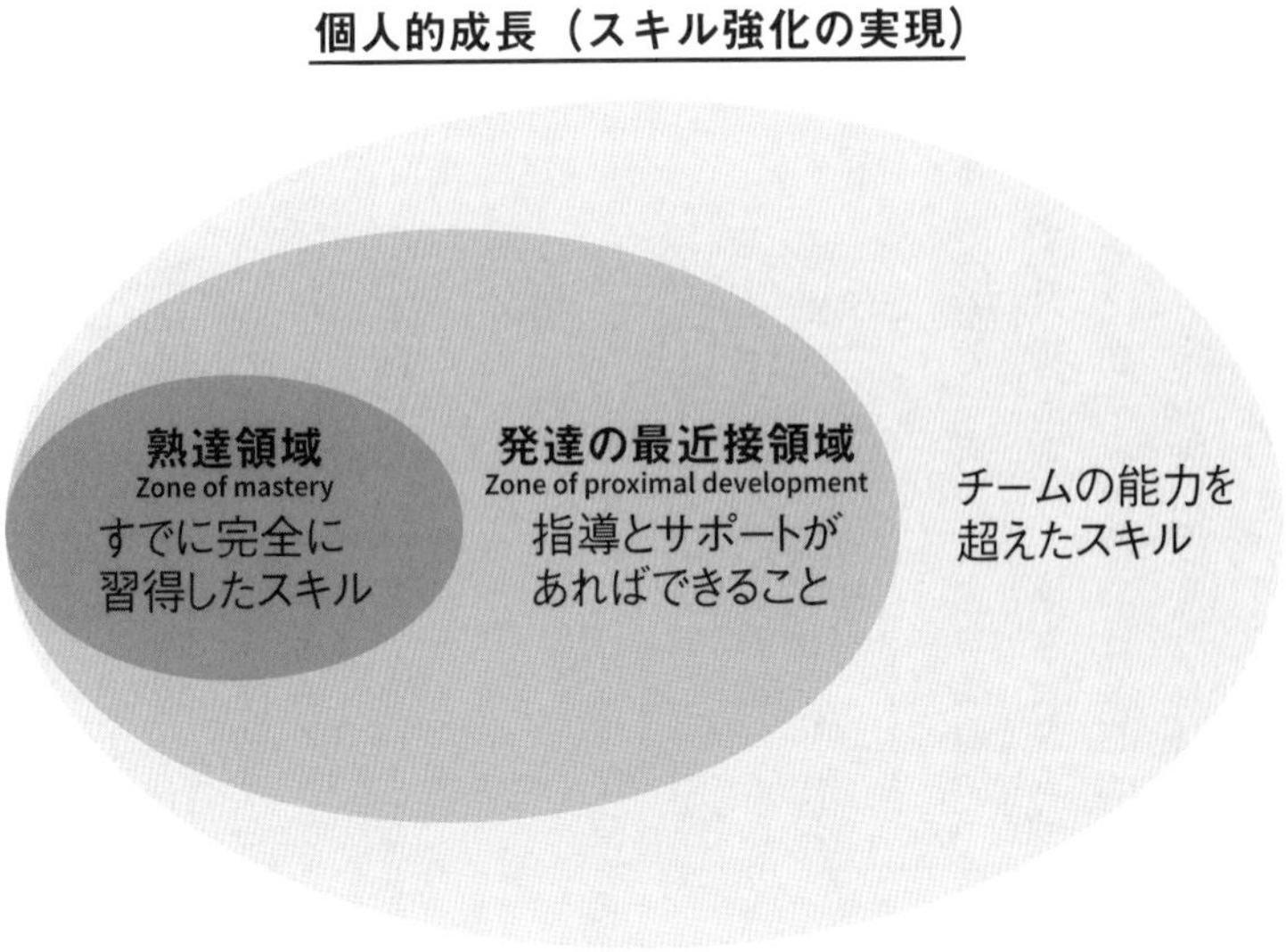

接領域にいるときに実現されます。発達の最近接領域では、メンバーはあなたのサポートと指導を受けて、すでに習得したスキルをさらに磨き、新しいことに挑戦する機会が得られます。発達の最近接領域から、スキルに最大の自信をもつ熟達領域へは、いつでも戻ることができます。

持続可能で効果的なスキル強化を実現するためには、次に挙げる3つの重要な条件が必要です。発達の最近接領域の学習はその3条件の基盤にもなります。

1. **適度な不均衡**：メンバーは新しい状況に挑戦したり、いつもの状況に新しい方法で取り組んだりする。それによってメンバーの世界観に心理的「不均衡」が生じ、同時に、個人的成長の機会が生まれる。こ

うした不均衡は、学習や知識が意識に組み込まれるための必要条件である

2. **振り返りと吸収の時間：**

メンバーは、状況を処理すると、自分の行動を振り返り、新たな知識を精神的風景の中に位置づける機会を持つ。学習には時間がかかるため、学んだことやそれがもつ意味について考える機会が必要

3. **サポート：**

メンバーのまわりには、学びをサポートし、自信を与える人がいる。あなたは管理職として、質問をしたりコーチ役を務めたりすることで、こうしたサポートに大きく貢献できる。管理職によるサポートについては、この章の後半で改めて説明する。サポートは心理的セーフティネットの機能を果たし、メンバーに安心感を与える

常温段階で要求と資源の最適なバランスが実現されると、この3つの必要条件のすべてが最適な状態となり、学習と個人的成長に向けたチームとしての準備が万全になります。机上ではなく実地での日常的なスキル強化が最も効果が高く、とくに管理職とチームが学んだことを事後に振り返るコーチングを実施した場合に顕著な効果があることが、これまでの研究からわかっています。さまざまな内外環境に応じて仕事の性質が絶えず変化す

る知識型組織の大半には、この種の長期的な実地学習が不可欠です。

近年、いくつかの国際的な大組織が、人材育成とスキル強化は主要な戦略ツールであると表明しています。十分な能力を備えなければ、公的機関は質の高い中核サービスを提供し、継続的な改善を実施することはできませんし、民間企業は、いっそうグローバル化が進み、価格への敏感さを増す市場で勝ち残れません。非常に多くの能力開発研修プログラムが、高額の投資に見合った効果をまったく生み出せていません。スタッフがプレッシャーを抱え、効果的な学習をする心理的余裕がないからです。研修資料は読む気が失せるほど難しく感じられ、棚にしまわれたままで日々の仕事に活用されていません。習慣や物事の進め方を変えるためには時間がかかります。実地で行なわれるべき日常的なスキル強化も、チームにそれを活用する気力がなければ、うまくいきません。

常温段階では、人は新しい考えに建設的かつ批判的に関わる気力があります。また、多くの場合、自分の仕事の幅を広げたいと考えます。この段階では、新しい役割やプロジェクトに意義があり、学習の機会をもたらすと思われるかぎり、スタッフはたいてい前向きな反応を示します。

このように言うと、いつでもすべてを受け入れ、前向きに反応する、常に上機嫌で無批判な人という「常温」のスタッフの人物像が浮かぶかもしれません。もちろん、それは事実に反します。「常温段階の特徴」のセクションで「仕事のやりがい」という言葉を使ったのは、仕事そのものの性質に対する満足について語っていることを明確にするためでした。必ずしも職場や組織、マネジメント、意思決定に対する満足について語っているのではないということです。

そのため、常温段階では、非常に批判的なメンバーと向き合うことになるかもしれません。しかし、その批判はたいてい鋭く、建設的で、的を射ており、個人的批判ではないという特徴があります。常温段階では、大局的に物事を捉え、微妙な違いに気づく能力が最高レベルに達しており、共感力や対人能力もうまくはたらきます。全体像が見えて、そのうえ微妙な違いを把握しているため、何か不満を感じたときには、建設的で有益な批判を筋道立てて行なうことができるのです。その結果、常温段階のスタッフのほとんどはチームでも能力を発揮し、管理職と良好な関係を保ちます。適切で正当なフィードバックを返し、意見の違いを受けとめて対処する精神的エネルギーがあるからです。

管理職として、あなたは、個々のメンバーが常温段階にとどまったり、そこへ戻ったりするための支援を行なう責任があります。それはメンバー本人の健康とモチベーションのためだけではなく、チームやチーム全体のパフォーマンスのためでもあります。先に述べたように、常温段階では、仕事の質、創造性、対人能力、健康がいずれも最高レベルにあるため、投じた資源から誰もが最大の価値を引き出せます。健康なスタッフは効果的に仕事を進め、作業能力も高くなります。仕事の満足度が総じて高いため、職場に定着する可能性も高く、これが大半の組織にとってプラスとなります。

結果的に、常温段階のスタッフは、担当する分野の成長に貢献することができます。実際、多くの組織が、特定領域の特別な能力を備えたスタッフによる貢献を頼りにしています。また、常温段階のスタッフはチームワークや他の人たちとの連携でも力を発揮します。常温段階では、共感力や対人能力が最高レベルにあるからです。そのため、不和を破壊的争いに発展させずに建設的に解決できるよう力を尽くし、プレッシャーにさらされている同僚をサポートすることもできます。

主要6要素

この章で述べているように、常温段階は、仕事の満足度と生産性を支える最高の基盤を提供します。次のセクションでは、チームが常温段階にとどまるために、あるいは常温段階に戻るために、あなたが優先して取り組むべき要素について検討します。

デンマークの職場環境に関する数多くの研究によって、健康、低い病気休暇取得率、高水準のパフォーマンスに共通して関わっている6つの要素が明らかにされています。デンマーク国立労働環境研究センター（ＮＲＣＷＥ）は、これを「主要6要素」と呼んでいます。6つの要素がすべてそろうと、仕事の満足度とパフォーマンスに良い影響をもたらします（次ページを参照）。

6要素すべてが適切なレベルにあるとき、あなたのチームは常温段階にある可能性が高くなります。この6要素はすべて管理職の行動やマネジメント・スタイルから生じ、影響

主要６要素

1.影響力 Influence

重要な意思決定と
自分の勤務条件に
自ら影響を及ぼすことができる

2.社会的支援 Social support

同僚や上司と良好な関係を
築いている。
互いに関心をもち、
助け合っている

3.意義 Meaning

自分の仕事には意義があり、
自分が大きな影響を
与えていると感じる

4.評価 Reward

仕事に対する評価と
フィードバックを受けており、
自分の貢献の価値が
周囲から認められている

5.予測可能性 Predictability

自分の仕事に一定の
予測可能性があり、
自分である程度コントロール
できる

6.要求 Demands

自分に課せられた要求は、
簡単なものと
難易度の高いものとの
バランスがとれている

職場環境に対する
スタッフの心理的な
受けとめ方がもたらす
良い影響

健康、高水準のパフォーマンス、
低い病気休暇取得率のあいだの関連

を受けることも、研究で明らかにされています。つまり、これらの要素こそ、あなたが重視すべきポイントだということです。主要6要素については、この章の後半でもう一度取り上げ、管理職としてのストレス防止の取り組みにどう関係するのかを考察します。

常温状態を維持する取り組みは目に見えるマネジメントです。そのプロセスでは、あなたが語る目標や期待が、成果のフォローアップやフィードバックと連携して、目に見えるかたちで進んでいきます。管理職として、あなたには、チームの健康と生産性を向上させ、それを通じてストレスを防止するための十分な機会と責任があります。

マネジメント——ストレス防止の切り札

あなたの会社にも、ストレス対応方針や不測事態対応計画、ストレス対応関連の教育研修があるかもしれません。いずれも善意に基づいた取り組みであるのは間違いなく、適切な内容で、効果を挙げているかもしれません。しかし、チームのストレスを防ぐのに最も重要な役割を果たすのは、あなたの日々のマネジメントです。最適なストレス対応方針が整備されていても、管理職が正しく実践しなければ、効果はほとんどありません。管理職のスタッフへの接し方がストレスの発生や経過に決定的な影響を与えます。ストレス対応方針がなくても、個々の管理職がストレスを防止し、管理する独自の取り組みを講じて、目覚ましい効果を挙げている組織の例もあります。組織がどんな支援策を整備していたとしても、担当する部門のストレス・レベルにあなた自身が与える影響を過小評価してはいけません。

スタッフの健康とパフォーマンスに管理職が影響を与える方法は2つあります。

1. **手本を示す**：あなたはチームの行動に影響を与えます。あなたの活力レベル、仕事の負担やストレスへの向き合い方などをチームはよく観察し、多少意識的にそれを見習います

2. **常温状態を促進する**：あなたのチームマネジメントのあり方が、常温状態の促進につながる、適切なストレス防止の枠組みづくりを実現します

どちらのアプローチも健康とストレスのレベルに影響を与えます（最も重要な要因にもなり得ます）。自分自身が及ぼす影響とそれに伴う責任をあなたが強く意識すればするほど、ストレスや業績不振ではなく、健康、効率、個人的成長を特徴とする部門を育てる取

り組みと、ストレス防止の枠組みづくりを円滑に進められるようになります。スタッフを常温状態に保つために2つのアプローチをどのように活用すればよいのか、さらに詳しく見ていきましょう。

手本を示すマネジメント

あなたは管理職として、前向きでやる気に満ちた雰囲気をチームにつくり出す特別な責任を負っています。管理職のスタッフへの接し方とコミュニケーションのとり方（言葉によるものか言葉以外によるものかを問いません）が、職場の雰囲気を大きく左右することが、研究で明らかにされています。言い換えると、自分の行動を見習ってほしくない場面でもロールモデルとなり、本人もチームも気づかないうちに、潜在意識に影響を与えてしまうのです。

人が1日中同じ気分でいることはまずありません。気分は変化し、どのように変わるのかはもちろん、「いつ」「なぜ」変わるのかも、たいてい判断がつきません。元気良く1日を始めたはずが、いつのまにか理由もわからず落ち込んでしまうこともあります。

自分が考えていること、行動、身の回りに起こる出来事のすべてが、あなたの気分を変化させます。あなたのまわりにいる人たちは（たとえ会話を交わさなくても）最大の影響力をもっています。多くの場合、うれしそうな人、落ち着いている人、怒っている人と同じ部屋にいるだけで、その気分を十分察することができます。人が集まる場所では気分は伝染します。一人ひとりが「開放回路」の一部であり、そこで私たちは他人の気分から影響を受け、私たちの気分も他人に影響を与えます。実験の結果、自分自身が何かをするときと、同じことをする他人を見ているときは、脳の同じ部分（前頭皮質と頭頂葉）が刺激されることがわかっています。誰かがあくびをしているのを見ると、自分もあくびをしたくなります。誰かが踊っているのを見ると、自分も足がムズムズして踊りたくなります。この現象は、ミラーニューロンと呼ばれる、他人の気分や感情をまねる脳細胞の一種が原因で起こります。

実験ではこれを共感と学習の両方に結びつけていますが、ミラーニューロンの活動と機能を詳細に説明し、理解するための決定的な研究とはまだ言えません。明らかなのは、私たちがお互いの気分や感情に影響を与え、それに反応するということです。そのプロセスは意識されない場合もあります。気分が変わるきっかけとなったのは誰なのか、私たちは必ずしも気づきません。ふつうは、気分が変わったことに気づくだけです。

たいていの組織では、管理職とスタッフが気分に影響を与え合う良い例と悪い例が両方見られます。おそらくあなたの職場にも、その場の雰囲気に大きな影響を与える人たちがいるでしょう。部屋に入ってくるだけで、気力や活力のレベルが上がるような人たちです。一方、その逆に、口を開く前から負のオーラを漂わせ、いら立ちがにじみ出ている人たちもいます。管理職として、あなたはこうしたメカニズムにも特別な注意を払わなければばいけません。

同様に、集団の中で特別な立場にいるあなた自身の気分も重要です。管理職という役割上、あなたには権限と権威が与えられています。好むと好まざるとにかかわらず、チームに関する意思決定（リストラ、昇進、興味深い仕事の割り当て、重要情報の秘匿など）をする権限があります。このことをあなたはとくに意識していないかもしれませんが、チームやスタッフは意識し、手掛かりをつかもうとします。管理職であるあなたには複数のスタッフがいますが、それぞれのスタッフにはライン管理職が1人しかいません。そのため、あなたが発するシグナルは（あなたがそれを意識していなくても）とくに強く伝わるのです。同時に、あなたが発するシグナルは、管理職という役職の権限と権威によって増幅され、他の社会的状況よりもはるかに影響力が大きくなります。

次に具体例をいくつか挙げます。それぞれの例に目を通し、自分がチームのメンバーだったとしたら、その管理職があなたにどのような影響を及ぼすか考えてみてください。

――ある役員は毎日、オープンプランのオフィスにやってきて、楽しげに歌うように（そして、心を込めて）「おはよう！」とスタッフにあいさつします。支社を訪ねるときは、スタッフ全員と握手して回り、ポジティブな印象を与えていると言います。彼女の熱意が伝わって、職場は活気にあふれ、人間関係も良好です

――ある上司は、自分のデスクに座ったまま、休むことなく働き、業務に集中しています。1人のスタッフがデスクにやってきて重要な顧客からのメールを見せると、その上司は「クソ！」と大声で叫び、ドアから走って出ていきます。スタッフたちはあっけにとられ、うんざりして諦めたような表情で顔を見合わせます

――2人の同僚がチーム会議で白熱した議論を交わしています。自分の意見を力強く熱心に主張していますが、個人的な議論ではありません。プロフェッショナルで建設的な議論であり、異なる視点を調和させた斬新《ざんしん》で刺激的な解決策につながりそうです。しかし、マネージャーは明らかに居心地が悪い様子で、笑いながらこう言います。「よし、一息入れよう。どっちみちたいしたことじゃないだろう。それに、うちの部門で全体の方針に関わる問題は扱わないんだから」

――ある部長が会社の経営戦略を大勢のスタッフの前で説明しています。その戦略には「負けられない戦い」「戦略的イネーブラー」「業績重視の文化」といった漠然とした概念ばかりが並べられています。スタッフは黙って座っています。質問を投げても、スタッフたちを対話になかなか引き込めません。いら立った部長は、両腕を広げてこう言います。「おいおい、今日はみんな反応が鈍いんじゃないか？　もう少し元気を出そう」。部屋はしんと静まり返り、気まずい空気が流れます

――ある上司が、1人の部下を会議に連れていきます。経営陣全員に向けて新プロセスのプレゼンをするためです。部下は見るからに緊張しています。プレゼンを始める直前に、彼女は部下の肩に手を置き、目を見て無言でこう伝えます。「大丈夫よ。うまくやれるから」

――静かなオープンプランのオフィスで、チームの1人がマネージャーのデスクへ行き、あるプロジェクトの変更案をまとめたパワーポイントのプレゼン資料を見せます。彼女は落ち着いて自分の考えを説明します。するとマネージャーが、オフィス中に聞こえる大声で怒鳴り出します。「ポイントが完全にずれている。的外れもいいところだ。君の前提はまったく間違っている。いったいどうしたらこんなことを考えつくんだ？」

こうした事例を読むと、管理職が周囲にどんな影響を与えるかはわかりきっていると思うかもしれません。悪い例の管理職たちは、明らかに自覚がまったく欠けています。しかし、これらの事例（すべて私たちが調査した組織の実例です）に関して興味深いのは、問題の管理職全員が、普段の仕事ではおおむね非常に優秀であるのに、そのときたまたま重いプレッシャーにさらされていたか、つい興奮して「我を忘れて」しまったかのどちらかだったという点です。フィードバックをすると、「ほんとうに私がそう言ったんですか？」と驚いて聞き返されることもしばしばでした。無意識状態のとき（忙しいときやプレッシャーにさらされているときが多い）には、自分を客観視する力が失われることがあります。目の前で起きていることや自分の関心事に没頭するあまり、自分が他人に及ぼす影響を忘れてしまうのです。管理職として、こうした状況は好ましくありません。

先の事例が示すように、あなたの日々の行動は、（その大小や、意識的か無意識かにかかわらず）まわりの人たちにシグナルを送ります。あなたの行動や気分が、ポジティブで信頼できるシグナルを送るとき、それを「レゾナンス」（心に響くもの）と呼びます。スタッフが進んで受け入れ、前向きな影響を与える独特の「トーン」を発するのです。スタッフの気分が良くなれば、より良い仕事につながります。レゾナンスは、周囲で起きていることに気づき、それを認めることから始まります。真剣で集中した空気に包まれていれば、それを邪魔しないように配慮しましょう。そのためには、もちろん、状況に共感し、敏感になることと、まわりの人たちがどう考えどう感じているのかを心から理解したいと思うことが必要です。

逆に、あなたが怒りっぽく、周囲との関係がうまくいっていない場合、これを不協和と呼びます。美しい楽曲を台無しにする調子の外れた楽器の耳障りな音を思い浮かべてください。不協和のマネジメントとはそういう感じです。管理職は明らかに、まわりから完全に浮き上がり、破壊的な影響を与えるシグナルを発しています。こうしたシグナルは、スタッフ自身やスタッフの気分とモチベーションに好ましくない影響を与えます。あなたは、冷淡、よそよそしい、感情的に不安定、無神経極まりない、といった印象をもたれるかもしれません。チームからサポートを引き出す能力は低下し、チームに動機を与えることもいっそう難しくなります。長期的には複数のネガティブな動機づけ要因がはたらき始める可能性があり、最終的に、チームが、あなたの不快な反応を回避したい気持ちだけで仕事をすることになりかねません。

スタッフは、あなた自身やあなたの行動と気分に、無意識のうちに自然と影響されます。スタッフに影響を与えないでいるのは不可能です。コンピューター画面の裏に隠れても、重要な会議で席を外すことが多くても、あなたはチームにシグナルを送り、モチベーションや仕事の能率に影響を与えます。スタッフの役割、貢献、あなたとその仕事にとっての重要性について、あなたの行動がスタッフに何を伝えているのかを考えてみてください。

レゾナンスのマネジメントになるか、不協和のマネジメントになるかは、次の３つの要素で決まります。

・相手の気分を察する力（状況認識力や共感力とも呼ばれる）

・自分自身の気分を察する力（自意識や自己認識力とも呼ばれる）

・相手の心に響くように自分の行動を調整して変える力（自己統制力とも呼ばれる）

自分が発するシグナルをより強く意識しましょう。そのためにはあとで示すツールが役に立ちます。

ポイント **次の問いを考えてみましょう。**

・不機嫌なときやプレッシャーにさらされたときに、あなたがとる典型的な行動パターンはどのようなものですか？　それはチームにどのような影響を与えますか？

・機嫌が良いときや仕事に満足しているときに、あなたがとる典型的な行動パターンはどのようなものですか？　それはチームにどのような影響を与えますか？

職場の雰囲気に好ましくない影響を与えた過去の事例が思い出されたかもしれません。安心してください。あなたが発するシグナルを改善する方法がいくつかあります。

ツール 自分自身の温度を測る

目的：自分自身に注意を向け、自己認識力と自己統制力を育て、高める訓練をする。主要6要素（95ページ）のうち、主要要素2（社会的支援）と主要要素5（予測可能性）は、心に響くマネジメントを行なうスキルを向上させ、気分の変動を最小限に抑える

所要時間：2～5分間

使用するもの：なし

プロセス：

1. 邪魔が入らない場所で、立つか、座ります
2. 目を閉じます
3. 深呼吸を6回して、自分の呼吸に意識を集中します。どのような気分ですか？　息を吸うときどのような感じがしますか？　息を吐くときはどうですか？
4. 少し時間をとって床に置いた自分の足を感じます。かかとの感覚に意識を集中します
5. 自分の「思考」を意識します。思考をいっさい操作せず、ただ思いつくままに、頭に浮かんだこと（仕事やスタッフ、家庭生活などについて思うこと）に注意を向けます。今この瞬間に気になっていることにひたすら注意を向けます

6. 自分の「感情」を意識します。気分はどうですか？　頭にきていますか？　落ち込んでいますか？　絶好調ですか？　良くも悪くもない感じですか？

7. 頭の中で自分の体をスキャンし、どう感じているかに注意を向けます。緊張していますか？　リラックスしていますか？　疲れていますか？　元気いっぱいですか？

8. 深呼吸を6回して、再び自分の呼吸に意識を集中したあと、デスクまたはオフィスに戻ります

9. 途中、自分の中の思考、感情、体の感覚をじっくりと振り返ります。その中に、チームのところへ戻る前に捨て去るべきものがありますか？

これは簡単なマインドフルネス（訳者注：自分のまわりで起きていることに意識を集中させること）の練習です。定期的に練習することでレゾナンスのスキルを向上できます。自己認識力は、周囲の人たちを意識し、自己統制力を発揮するための第一歩です。自分の気分を監視しなければ、予期せぬ結果をもたらすおそれがあります。不協和は、多くの場合、管理職が感情や思考を制御せず、それが行動に影響して引き起こされます。怒りっぽい、予測不能、失礼、状況認識力に欠ける、などと思われたい管理職は1人もいませんが、自分の気分が周囲の人たちに与える影響を忘れると、そう思われてしまいます。自意識は社会的支援（主要要素2）の提供に役立ち、自己統制力はあなたの行動の予測可能性（主要要素5）を高め、スタッフから制御不能だと思われるリスクを減らします。心理学的観

点からは、これがチームに安心感を与え、チーム内の信頼感と、あなたとスタッフのあいだの信頼感の両方が高まります。

あなたのストレス・レベルも周囲に伝わります。管理職のストレスは隠すのが難しく、気分やボディーランゲージ、行動に表れます。詳細は、管理職のストレスがスタッフのモチベーションとパフォーマンスにどう影響するのかを説明したパート4を参照してください。

ストレスは、仕事量と組織に浸透した文化の両方が原因で生じます。すでに述べたとおり、業務の量と複雑さは部署内のストレスの発生に重要な影響をもたらします。その一方、私たちの働き方や、日々の仕事に関連する規範も重要な役割を果たします。管理職として、あなたは、チームの文化と、その文化の基本となる前提をつくり、責任を負う立場にあります。次に示すエドガー・シャインの氷山モデルは、組織文化の階層を理解するための優れた枠組みを提供してくれます。

管理職であるあなたは、基本的前提を組織構造の中で上や外に向かって伝えることに関して、とくに強い発言力をもっています。つまり、あなたは組織文化の担い手と言えるのです。

シャインの組織文化モデル

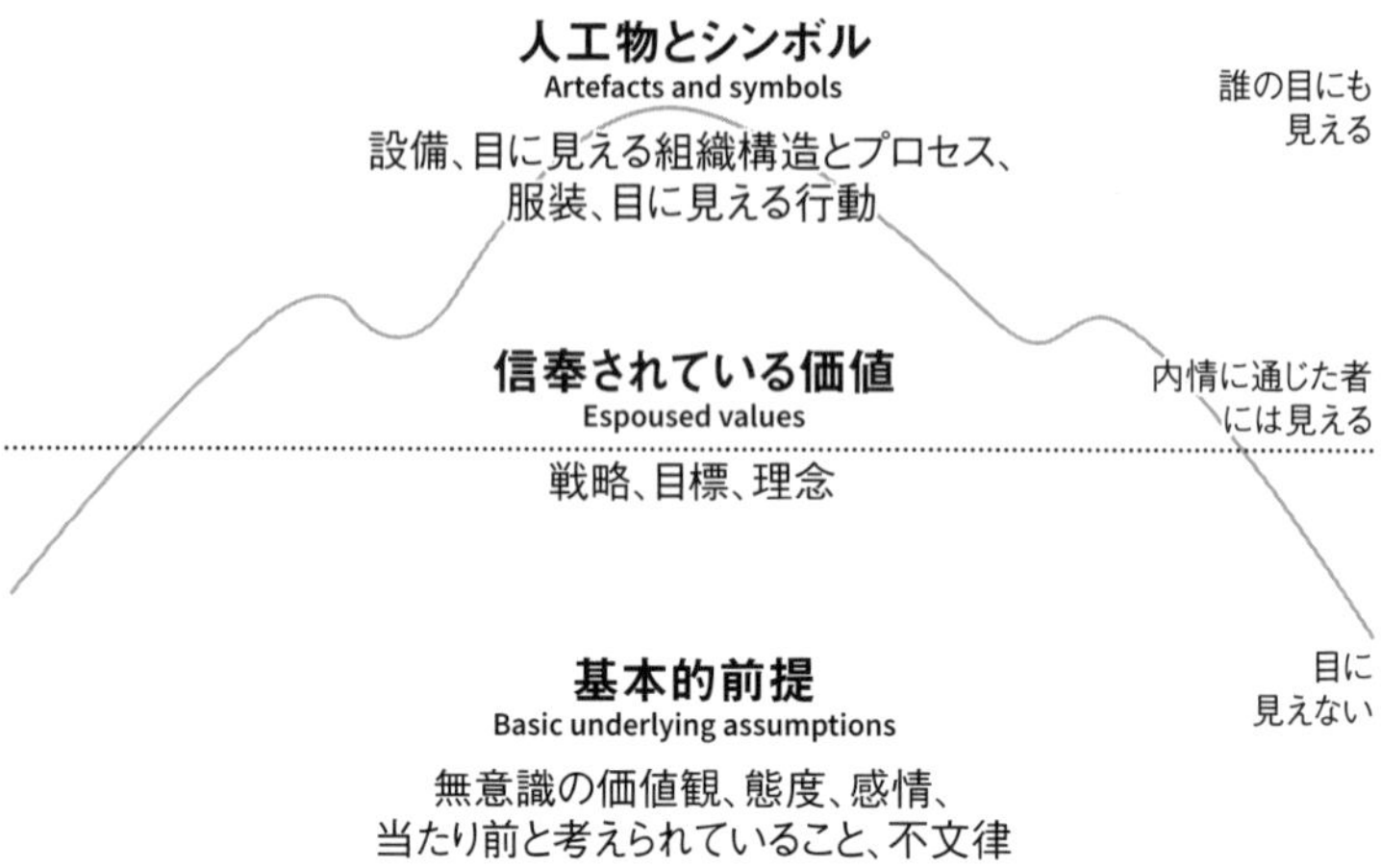

ポイント

次の問いを考えてみましょう。

・チームの1人が、ここ1週間にあなたが仕事にかけた時間と労力を観察し、「ここでの働き方」に関する基本的前提の目安にしようとした場合、あなたの職場の文化をどう表現するでしょうか？

・その人は「午前5時から午後11時45分まで働いてメールを送信し、昼食はデスクでとる。体が休憩や食事を必要としても、仕事がすべてに優先する」と言うでしょうか？

・あるいは「休憩をまったくとらない。次から次へと会議に追われ、いつも遅刻して万事準備不足である。あらゆる会議への出席を承諾し、長期的目標を忘れている」と言うでしょうか？

これらの事例を見て、管理職は長時間働くことを期待されているし、スタッフには自分のイメージ改善に使える資源がない、とあなたは思ったかもしれません。しかし、スタッフからどう見られているかを意識しないと、そのことによるコストや影響が生じます。自分のチームにあなたがどのような文化をつくり出しているか把握していますか？　その文化は常温段階にふさわしいものですか？

チーム内のストレス・レベルを下げるために管理職にできる単純ながら効果の大きい行動の変更があります。とくに差し迫っている場合を除いて、勤務時間外のスタッフへの連絡をいっさいやめるか、厳しく制限するのです。メールの送信も勤務時間内にかぎります。土曜の午後にメッセージを書くほうが自分にとって好都合だとしても、送信は月曜の朝まで待ちましょう。これだけのことで、チームの文化はより持続可能な常温の方向に向かいます。

常温状態を生み出すマネジメント

ここまで、管理職が必ずしも十分認識しないところで、いかにスタッフに影響を与えているかを見てきました。次に、管理職という役割の３つの側面を示し、それによって、どのようにスタッフを常温段階に保ち、チームの健康と生産性を増進できるのかを説明します。その3つとは、いわば細胞膜としての側面、常にスタッフのために存在する者としての側面、持続可能な資源を増やす者としての側面です。

(1) 細胞膜としての管理職――栄養としての情報

あなたは管理職として、効率化、ワークフローの変更、戦略の実行などに対する経営陣や出資者の期待に常に応えなければなりません。毎日、新しい情報を受け取ります。その多くはイントラネットや会議、部内誌などを通じて直接スタッフに伝達しますが、特定の重要情報は管理職以外には極秘となります。管理職はこうして情報や、要求、課題に関するフィルターの役割を果たします。

管理職の中には、きわめて細かい、ほぼ密閉されたフィルターとして機能し、実質的にまったく情報を通さない人もいます。このタイプの管理職は、しばしばマネジメントを忘れ、自分のパフォーマンスに集中し、スタッフを情報から隔絶された状況に置いて、その仕事を阻害します。スタッフは、多くの時間と労力を推測や他の経路から情報を取るための作業に費やし、時には誤った方向に突き進むこともあります。たとえば、ある部長がチームに会社の戦略を伝えなかったとすると、スタッフはイントラネット上にわけのわからない会社用語があふれているのを見ることになります。これはよく起こる問題で、最終的には分裂（自分たちは、何もかも誤解している上級管理職に対抗する正義の存在だという意識）や生産性の低下、サブオプティマイゼーション（訳者注：個々の部門が自分たちの利益を会社全体の利益より優先させること）、部署間の競争、全般的な健康不良につながります。

一方で、質や量が適切かどうかいっさい注意を払わずに、情報を1つ残らずチームに伝える管理職もいます。情報をまったくふるいにかけず加工もしません。こうした管理職は、透明性や情報の価値をあえて強調し、スタッフをできるだけ多く巻き込みたいのかもしれません。あるいは、単に、自分の役割や責任に対する認識の欠如や、管理職につきものの孤立感がそうさせているとも考えられます。典型的な例として、管理職が管理職間の軋轢《あつれき》をスタッフに漏らし、その後、同じ軋轢が組織全体に広がってしまうケースが挙げられます。自分のライン管理職が隣の部長を無知だと思っているとか、上級管理職が互いに悪口を言い合っているとか、それを知ったところで、あなたのチームにとって何もいいことはありません。情報を共有しないことと同様に、サブオプティマイゼーションや、分裂、全般的な健康不良の新たな種をつくり、部門間の協力が難しくなります。

情報は心身の健康やパフォーマンスにとって重要ですが、多すぎる情報や不適切な情報は有害無益です。ストレス防止に関して、自分が細胞膜の役割を担っていると考えてください。あなたのスタッフは細胞の内部、会社と周辺環境はその細胞が存在している体です。

細胞膜は、細胞の内部が成長できるように保護します。細胞の内部が必要な栄養を体から受け取れるようにすると同時に、細胞の内部に不要な物質が入ってこないようブロックします。また、細胞の内部を最適な環境に保ち、老廃物を体に送り出す役割を果たします。

あなたは管理職として、細胞膜のように、関連する情報や要求を処理してチームに栄養を与える責任を負っています。同様に、重要な情報があなたの部署から1段上のマネジメント階層に伝わるようにもしなければいけません。チームが明確で安定し、刺激や栄養を十分与えられる環境のもとで仕事ができるように、細胞膜としての役割を真摯《しんし》に受けとめることが不可欠です。

ポイント　次の問いを考えてみましょう。

・この1カ月のあいだに、重要な情報を伝えなかったことはありませんでしたか？　それはなぜですか？　伝えるのをためらわせたものは何ですか？

・口外すべきでなかったと思われる情報をそのまま伝えませんでしたか？　それはなぜですか？　コントロールを放棄したきっかけは何ですか？

・あなたのスタッフへの情報の伝え方に、決まったパターンはありますか？　そのパターンは適切ですか？

ツール　スタッフに知らせる必要があるか？

目的：スタッフへの「栄養」として、仕事をより効率良く処理するのに役立つ、関連性の高い重要な情報を伝える

所要時間：管理職会議のあともしくは上級管理職から情報を受け取ったあと、または部内会議開催前の5～10分間

使用するもの：管理職会議や同様の会議でとったメモ

組織の上層部や同僚から情報を受け取ったとき、どうすればその情報をあなたの下で働くスタッフの栄養に変えられるかを念頭に置いて、自分に次の質問をします。

・この情報はスタッフにとって、なぜ、どのように重要か？　なぜ、どのように有益か？

・仕事を改善し、自分の役割をより幅広く有意義なコンテキストで捉えるために、スタッフは何を知る必要があるか？

・情報の最適な伝え方は？

・この情報を企業戦略、行動計画、優先事項などに関する既存の情報とどう関連づけることができるか？
・伝える必要がなく、とくに慎重に扱うべき個人情報はないか？

管理職が情報のパイプ役や細胞膜の役割を果たす能力を高めることは、戦略、経営判断、チームの日常業務のあいだに有意義なつながりをもたせるという点で主要要素3（意義）と、組織の上層部による経営判断について説明し、スタッフが自分たちの業務を全体像から捉えられるようにするという点で主要要素5（予測可能性）と関係しています。

（2）常にスタッフのために存在する者としての管理職

重要な情報を伝達することは、全体像の把握と情報に基づいた業務判断に役立つため、あなたのスタッフにとって不可欠です。しかし管理職には、単に情報を伝達する以上の役割があります。ここからは、健康をつくり、生産性を高め、ストレスを防止するうえで、人材マネジメントがいかに重要な役割を果たすのかを細かく見ていきます。

あなたは管理職として、会社、部門、仕事、成果に対する要求に、チームにとっての意義と関連性をもたせる責任があります。あなたの存在と日々のマネジメントが、チームの仕事を組み立てるのです。また、予測可能性と意義をもたせることに加え、スタッフが優

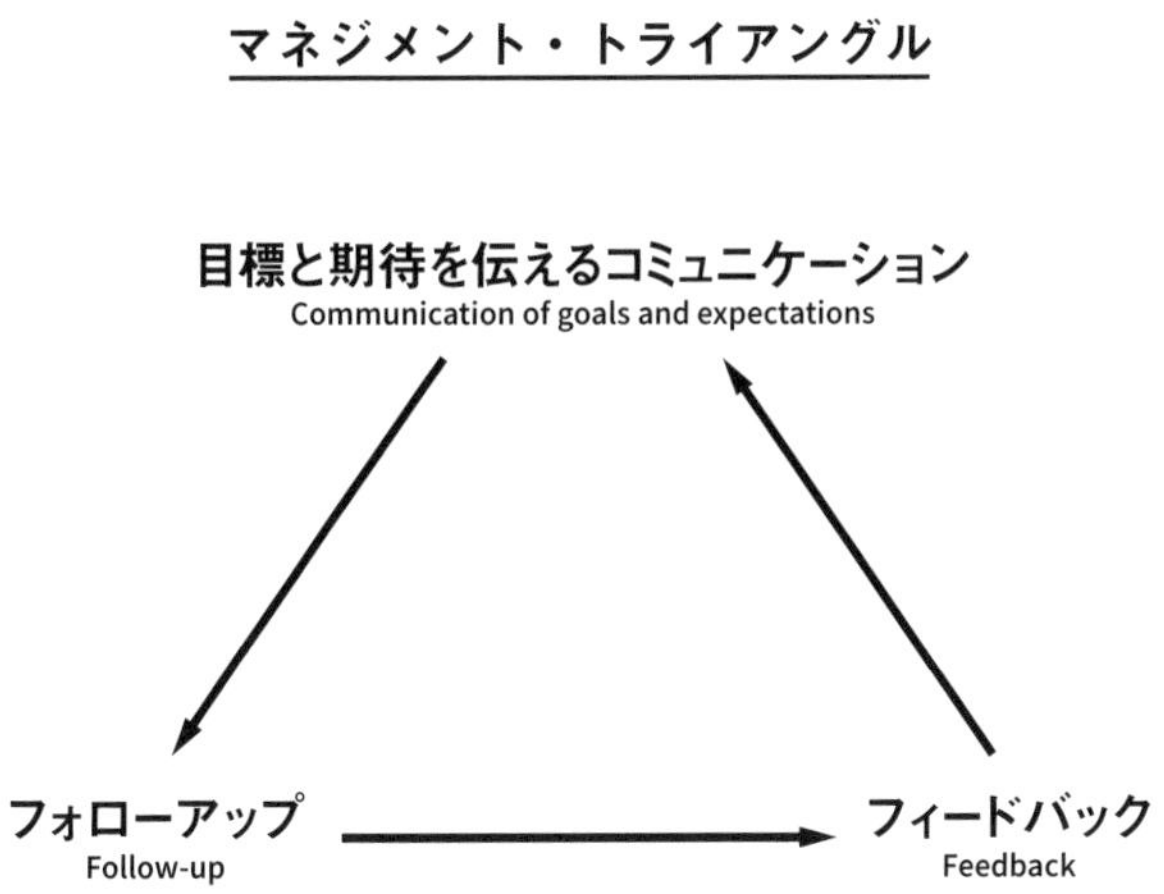

先順位をしっかりとつけられるようにするために、枠組みや方向性、短期的、長期的目標を提示したうえで、業務をフォローアップし、フィードバックを伝えなければなりません。この一連のマネジメントは、主要6要素の複数の要素と関わっています。これらは、健康とパフォーマンスを向上させ、人材マネジメントの優れた基本モデルとなる、マネジメント活動全体を包括するプロセスであり、私たちはこれを「マネジメント・トライアングル」と呼んでいます。

マネジメント・トライアングルは、あなたが枠組みを設定し、仕事を割り当てるときに発生するプロセスを示しています。全体像と長期的な時間軸（組織として、部門として、どこへ向かっているのか、それはなぜか）を考えると同時に、個々のスタッフと短期的な時間軸（スタッフの役割責任と達成基準）にも目を向けることが重要です。これには主要要素3（意義）と主要要素5（予測可能性）が関係します。

次にあなたがすべきことはスタッフの仕事のフォローアップです。チームがその仕事にどうアプローチしているか、進捗《しんちょく》はどうか、十分な質を確保できているか、サポートや資源、指導がもっと必要ではないか、といった点を確認しましょう。

フィードバックもしなければいけません。フィードバックは、学習やスキル強化の基盤となり、主要要素4（評価）と主要要素6（要求）を反映します。

この3つのプロセス（目標と期待を伝えるコミュニケーション、フォローアップ、フィードバック）はすべてマネジメントに不可欠な要素ですが、それぞれの到達度には大きなばらつきが生じます。コミュニケーション・スキルは抜群でも、フォローアップがおおざっぱな管理職もいます。個々のメンバーに質への具体的な期待や優先事項をはっきりと説明せずに、パフォーマンスのフィードバックだけはやたらと細かい管理職もいます。3つのプロセスのうち、1つでもないがしろにする管理職は、不安を生み、ストレスのリスクを高めます。メンバーとの直接の対話の仕方や、トライアングルの3つのプロセスのバランスのとり方を意識することが、ストレス防止の取り組みには欠かせません。

ポイント

次の問いを考えてみましょう。

管理職としての自分の行動を見つめ直し、チームのスタッフに関して、次の点をどの程度優先しているか、自分に問いかけてください。

1. チームとのコミュニケーション：

・どの程度まで、会社や部門が目指す方向性を伝え、長期的目標を定めていますか？ つまり、自分たちはどこに向かっているか、未来像、戦略、到達目標は何かを、どのくらい明確にしていますか？

・どの程度まで、各スタッフの短期的目標、たとえば、個別目標、優先事項、達成基準などを伝えていますか？ 各スタッフの役割は何で、管理職として期待していることは何ですか？

2. 終了した業務に対するフォローアップ：

・進捗、質、成果のフォローアップとモニタリングをどのように実施していますか？

・目標や主要管理点のフォローアップをどの程度実施していますか？

3．業務に関するフィードバック：
・個々のメンバーにどのくらいの頻度でフィードバックを伝えていますか？
・どのようにフィードバックを伝えていますか？　成果を認めると同時に、改善点について建設的なフィードバックを伝えていますか？

(3) 持続可能な資源を増やす者としての役割

自己効力感の概念（その仕事をやり遂げられるという自信）と、それが健康、パフォーマンス、学習に果たす役割についてはすでに触れました。管理職として、あなたはスタッフの自己効力感を育《はぐく》み、それによって新たな任務に前向きに取り組む能力や変化に対処する能力を育てる重要な役割を担っています。自己効力感を育むというのは、ある種の持続可能なマネジメントにも関わるため、奥が深い仕事です。新しい任務や課題を引き受け、対処できると感じるスタッフ（言い換えると、能力や行動力のあるスタッフ）は、管理職との頻繁なやり取りや継続的な動機づけにそれほど依存しません。自己効力感の高さが、自主的に管理し、考えることを後押しするのです。また自律性と有能感も高く、周囲の人間に良い影響を与えます。こうしたスタッフのおかげで、落ち着きが広がり、方向性が生まれ、チームが全体像を意識できるようになります。自己効力感は、主要要素1（影響力）の下地もつくります。能力が高く、行動力があり、順応性を身につけたスタッフには、

自己効力感を引き出す

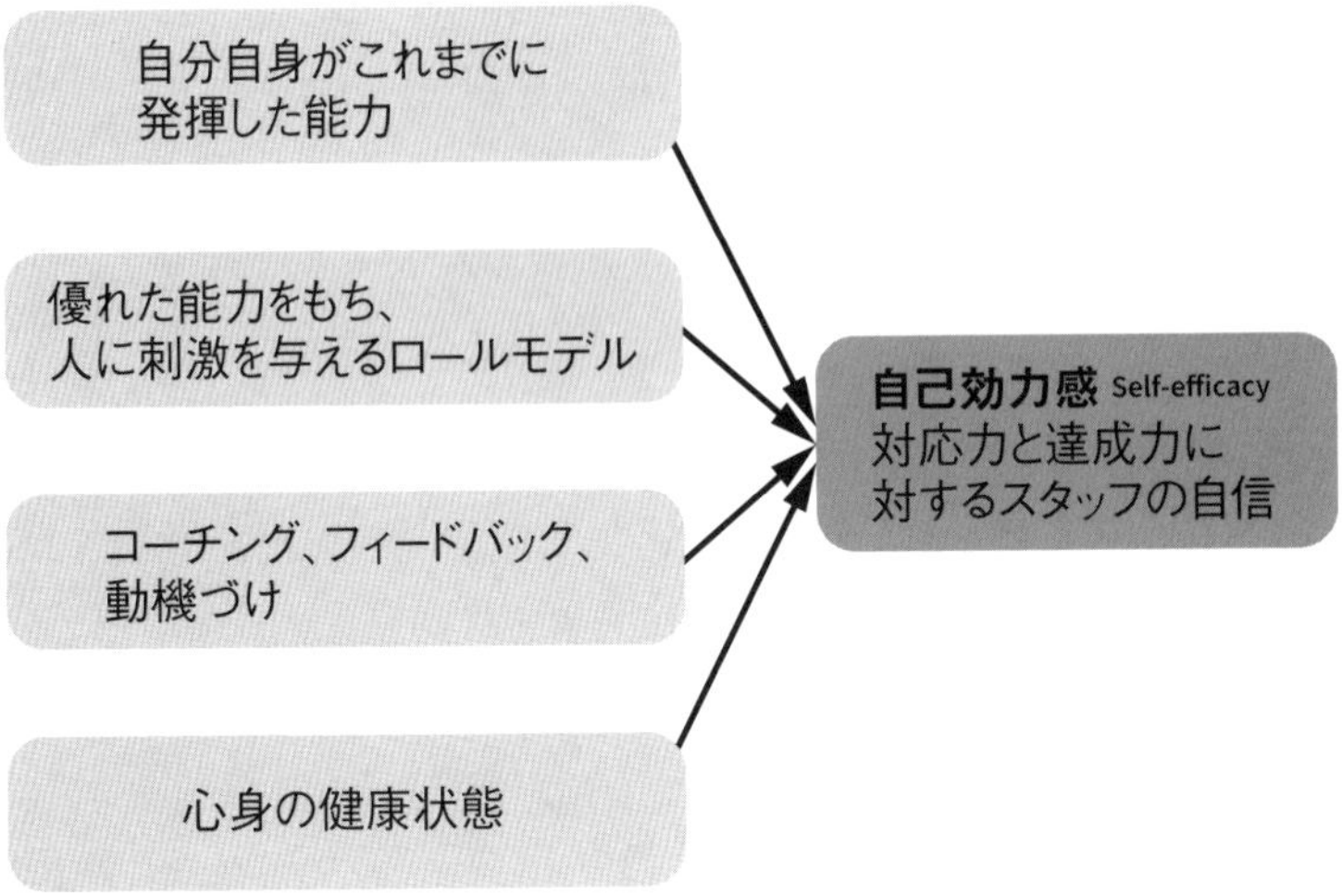

意思決定の責任を安心して任せられます。また、高い自己効力感は、常温段階のおもな要素の1つである、要求と資源のバランスも支えます。

高い自己効力感は、おもに4つの方向から生まれます。

管理職は、次の側面から特別な影響を与えることができます：

優れた能力をもち、人に刺激を与えるロールモデル

能力と生産性がとくに高いスタッフには、チームで共に働くことで同僚を刺激し、自己効力感を高める機会を与えるようにしてください。チームのメンバーがお互いに学び合い、成功事例を共有する部内会議で、ベストプラクティスや見事な成果を収めた事例を紹介する場面があるかもしれません。ある種のバランスを尊重する北欧の文化では、つまはじきにされたり自慢ととられたりしないように、成功者を大げさに取り上げず、非生産的なアプローチや破壊的競争を助長するのを避けようとする傾向があります。成功事例の共有を始める前に、チーム内の力関係にとくに注意してください。慎重に扱わなければ、お互いの刺激や学習の機会になるどころか、チーム内の破壊的な競争をあおるおそれがあります。

コーチング、フィードバック、動機づけ

自己効力感を高める必要があるスタッフにコーチングやフィードバックを提供するときには、特別な注意を払ってください。難しい任務、あるいは他の人たちとの協力や利害関係者への対応に関連する任務に取り組んでいるときに、コーチングを申し出てください。コーチングに適したメンバーとは、難題を任され、建設的なフィードバックを得たときに新たな解決策を見出せるスキルと経験がある人です。コーチングは、人間関係が健康と生産性に大きな影響を及ぼしているチーム内外の職場を改善する方法としても有効です。フィードバックはさまざまな状況で役に立ちますが、スタッフが学習の機会をもてる場面でとくに効果的です。動機づけは、チームとの対話を通して健康と生産性を支える方法です。

次の対話ツールを使ってみてください。

ツール チームの自己効力感を育む

目的：相手の考えを引き出すような対話を通して、スタッフが自分の能力や行動力に自信をもてるようにサポートする
所要時間：約20分間（必要に応じて調整）
プロセス：

次に挙げる質問は、日々のマネジメントにも使えますが、相談を受けたときや業績評価面接など、じっくり考える余裕がある場面でとくに効果的です。自分の能力や行動力に対するメンバーの自信の源を探るために、これらの質問を活用してください。当然ですが、聞き方が大事です。メンバーの考えを積極的に聞き出しつつ、尋問のような印象を与えないように注意しましょう。質問をする理由を話すのも良いアイデアです。「依頼された仕事から何を学んだのか、どのように取り組んだのかを一緒に振り返ってみよう」といったフレーズを使ってもよいでしょう。

1. **そのスタッフがこれまでに発揮した能力：**
・タスク／プロジェクトXを振り返って、とくにうまくいったことは何ですか？
・うまくいった理由は何ですか？
・どのような専門的能力を活用しましたか？

・特別な対人能力を活用しましたか？　たとえば、傾聴力や、他の利害関係者を巻き込む力、人を動かす力、コミュニケーション力などを使いましたか？
・あなたが学んだ最も重要なことは何ですか？
・そのプロジェクトから3つのことを次のプロジェクトに引き継げるとしたら、何を選びますか？

2．**優れた能力をもち、人に刺激を与えるロールモデル：**
・あなたの同僚や一緒に働く人の中で最も優秀な人は誰ですか？
・その人たちが行なっていることの中で、とくに成果を生んでいるものは何ですか？
・一緒に働く相手としてとくに優れている点は何ですか？
・その人たちが教えてくれることは何ですか？　学びたいことを1つ挙げるとすれば、何を挙げますか？

同僚が目覚ましい活躍をしたときに関係者全員が知ることができるように、成功をチームで共有することも忘れてはいけません。

3．**コーチング（フィードバックと動機づけについては、少し前で触れました）：**

・とくにこの業務を遂行するためにどのような能力を活用しますか？
・あなたにとって最も簡単なことは何ですか？　それはなぜですか？
・最も困難なことは何ですか？　それはなぜですか？
・過去に同様の課題に直面したときに、どう対処しましたか？　どのアプローチがとくにうまくいきましたか？
・その業務に関して、どこから協力を得ることができますか？
・私にサポートできることはありますか？

以上の質問が個々のメンバーに持続的な良い影響を与えるには、質問の仕方と、会話しているあいだの接し方がきわめて重要です。繰り返しますが、肝心なのは相手の心に響くことです。会話を終えたときに、自信がついた、励まされた、やる気が出た、という感覚をスタッフがもてるようにしなければいけません。目を合わせず、信念を欠いたような様子を見せながら、懐疑的な口調で質問すれば、会話の効果は続きません。オープンに、意見を引き出すように、全体的に感謝を示す姿勢でスタッフに接し、最初から話のポイントを明確にするよう心がけましょう。

The Steps of Stress

高温段階

チームのメンバーが長期にわたってプレッシャーの高まりを感じていると、健康と生産性を特徴とする常温段階から、高温段階に進むおそれがあります。それまで保っていた能力と影響力と要求のバランスが崩れ始め、要求と期待に適切に応えることが難しくなります。高温段階では、多くの場合、初期の軽いストレス症状が微妙な行動の変化として表れ始めます。その兆候を理解できるように、まず高温状態のメンバーの行動パターンを説明します。そのうえで、高温のメンバーを常温段階に戻す方法を紹介します。

高温段階では、スタッフは多忙を極めることが多く、要求に応えるために仕事のペースを上げざるを得ない場合があります。そうすると、1日の仕事やプロセスをコントロールできているという感覚が失われ始めます。仕事の数や複雑さが増すにつれて、全体像に気を配る余裕がなくなります。同じ時間内により多くの仕事をこなすよう要求されるうえに、仕事の難易度や複雑さが増すことがプレッシャーの原因となる点に注意してください。メンバーはやるべき仕事を予定どおり終えられなくなり、仕上げた仕事の質が十分でないこともだんだん増えてきます。

高温状態のメンバーには、時間と資源の優先順位をつけることも難しくなります。本来大いに役立っていた優先順位づけとプランニングの手間を省くことも増えます。きちんとした計画を立てる余裕が失われているか、仕事の全体像の把握に時間がかかるため、あえてその手間を省いているかのいずれかです。やがて、整頓《せいとん》されていたはずのメールの受信箱があふれ出し、スケジュール帳の予定が狂い、タイムシートは無視されます。高温状態のメンバーは、手抜きをしながら、その場で最も重要と思われることや処理しやすいことに力を注ぎます。あなたが他の仕事を頼もうとしたとき、対応する時間がとれないと言って断るための仕事の全体像や、断るだけの気力を本人がもち合わせているとはかぎりません。その仕事を引き受けることが、全体の仕事量に及ぼす影響をよく考えないまま、反射的に「イエス」と答えるかもしれません。そういう反応をされると、あなたは管理職として、メンバーが抱えるストレスを見抜くのが難しくなります。

一方で、自分が高温段階にあると気づき、ストレス症状の発現に応じて自ら対策を講じるメンバーもいます。コントロール感を取り戻し、仕事の全体像を把握するために、時間をかけてプランニングと優先順位づけを行なうのです。

とはいえ、チームのメンバー全員が、プランニングや、優先順位づけ、全体像の把握に必要なツールをもっているわけではないため、場合によっては、あなたの手助けが必要になることを忘れないでください。

バランスを立て直すときに、プランニングと全体像把握が重要な役割を果たし、大きな効果を挙げるのは間違いありません。実際に、この2つを実践するだけでも、ストレス症状の悪化を防ぐ十分な効果が挙がることがあります。その方法については、この章の後半で説明します。

高温段階の特徴

高温段階のメンバーには、多くの場合、次のような様子が見られます。

・全般的に速いペースで仕事をするようになる。早口で動きも速くなり、いら立った様子や「忙しいから、もう行かなきゃ」と言いたげな態度を見せる

・ほぼ毎日残業しているか、残業の記録をつけるのをやめている。週末を含め、勤務時間外にも仕事をしてメールを送信する。時間外労働が例外ではなく常態化している

・同僚との交流の優先順位を下げるか、仕事を優先してまったく交流しなくなる。社員食堂での昼食を避け、昼食をとるにしてもデスクで済ませる

・メールやスケジュール帳の管理ができなくなる。メールの返事が遅れ、直前になっ

て会議を設定し、人が設定した会議の出席要請には応じない

・重大な局面ですぐにカッとなり、人を激しく非難したり、見下した態度をとったりする

・仕事が気になって会議中は上の空になる。抱えている仕事量のことが頭から離れず、常に気に病んでいる。携帯電話を片時も離さず、メールをチェックし続ける

あなたのチームに高温段階のメンバーがいる場合、普段より短気なことに気づくでしょう。あなたや同僚とのコミュニケーションは、たいていそっけなく、よそよそしく、けんか腰になることさえあります。好意的に双方向のコミュニケーションをとる余裕がないからです。仕事をすべて片づけようと躍起になり、一度に1つのことだけに集中して締め切りに間に合わせようとするため、親密で友好的な、和やかなやり取りをするよりも、大急ぎで要件だけを聞き出そうとします。

チームに高温段階のメンバーが複数いる場合、不和や険悪な雰囲気が生まれるリスクが高まります。メンバーが不満を抱え、お互いの意見を否定し合うことに多くの時間を費やしているチームのコンサルティングを私たちに要請されるとき、問題の根本原因はたいていストレスです。これは、先に述べた複雑さと、ストレスが直線的で単純な現象ではない

ことを示す良い例です。ストレスはチームに悪循環を引き起こします。意見の対立が温度を上昇させ、さらなる対立につながるのです。チームの温度の上昇はメンバーのストレスのもとです。複数のメンバーが高温段階にいる場合、管理職として深刻に受けとめ、状況が悪化して制御不能になるのを防ぐために先手を打たなければいけません。

多忙が思考や判断力に与える影響

高温状態のメンバーは忙しく、質と量の要求に懸命に応えようとします。多忙で仕事のペースが速ければ、必ず効率も上がるのでしょうか？　効率を行動の成果として捉えるならば、答えは間違いなくノーです。効率が悪くても忙しいことは十分あり得ます。忙しくなくても効率が良いこともあり得ます。速いペースで適切に効率良くこなせる業務もあれば、「遅い思考」を必要とする業務もあります。

ノーベル賞受賞者のダニエル・カーネマン（訳者注：認知科学を経済学に導入したことで知られるアメリカの心理学者、行動経済学者）は、人間の認知には２つの基本形態があると説きました。速く直感的に判断する「システム１」と、ゆっくりと論理的に考える「システム２」です。良い仕事をするには、この両方を使う必要があります。

思考や分析をあまり必要とせず、速さが求められる日常の定型業務を行なうとき、私たちはシステム１を使います。直感と経験に頼って必要な答えを導き出せると信じるのです。

何度も書いたことがある書式に記入するときや、豊富な経験がある分野で低リスクの簡単な判断を下すときが、例として挙げられます。システム1は、エネルギーをさほど使わず、速く簡単なのが特徴です。先に述べたように、私たちの脳は単純で直線的なものを好む傾向があり、複雑で予測不可能なものは好みません。プレッシャーにさらされているときは、とくにその傾向が強くなります。そのため、脳はシステム1をはたらかせたがるのです。カーネマンはこれを「脳の怠惰性」と呼んでいます。

システム2は、より分析的で抽象的な思考を伴うため、多くの時間とエネルギーを使います。リスクと影響を伴う意思決定が必要なときや、直感的に導き出せない答えが必要で、数多くの関連要因を検証して結びつける必要があるときに、システム2を使います。

言い換えると、現代のスタッフの大半は、仕事を適切に行なうためにある程度システム2に頼ることになります。実際に、あなたのチームの仕事の中で、分析的思考をはたらかせずに直感的にできる仕事はほとんどないはずです。

システム2の問題点は、仕事をするうえで非常に貴重なものである、時間とエネルギーを必要とすることです。高温段階では、私たちは「処理モード」になります。ToDoリストに完了のチェックマークをつけて、ひたすら先へ進みたくなるのです。脳は、時間とエネルギーを節約してリストの次の項目に早く進もうと、複雑な仕事をシステム1で済まそうとします。しかし、直感と経験と慣行だけに頼って複雑な仕事をやろうとすると、何が起きるでしょうか？　リスクを負い、ミスを犯します（もう少し時間をかけて考えるか、別の思考モデルを使っていれば避けられた可能性が高いミスです）。

こうした事実にもかかわらず、多忙なスタッフは生産性が高い、といまだに思い込んでいる管理職もいます。私たちが出会った管理職の中にも、実際、高温状態を好む人がいました。管理職自身（と組織の他の人たち）に、その部門が活気づいている印象を与えるからです。私たちはこれを「疑似効率」と呼びます。表面上は業務水準が高いように見えますが、その下には、ミスや、不十分な業務品質、誤った意思決定や優先順位づけなどの問題が隠れており、たいていはシステム1を多くはたらかせた結果です。これは、必ずしも管理職による意識的な選択とはかぎりません。管理職自身も理想的とは言いがたいストレス段階にいる可能性があり、その結果、落ち着いて仕事をしているチームが挑発しているように感じられるのです。「自分はこれだけ忙しいのに、なぜあいつらはあんなにのんびりしていられるんだ?」と。仕事のテンポが速いからといって必ずしも効率が良いわけではなく、効率が良いことが仕事のペースアップにつながると理解することが大切です。多忙であることそれ自体をマネジメントの指標にするべきではありません。むしろ、その副作用を考慮して、柔軟なアプローチを採用するべきです。

システム1とシステム2の思考の区別は、チームの仕事のうち分析や熟考を多く必要とする仕事を特定し、そのために必要な時間と余裕をメンバーが確保できるようにするために有効な方法です。これによって、メンバーの業務や意思決定の質を向上させるとともに、高温状態のメンバーのモチベーションや、優先順位づけ、仕事の全体像の把握を支え、常

システム1とシステム2の思考

必要に応じてシステム2をはたらかせる

	システム1	システム2
思考の特徴	自動的、直感的、無意識的、エネルギーが最小限で済む、刺激駆動型	遅い、エネルギーを要する、論理的、意識的な抽象化、意志による制御がはたらく、分析的
代表的な作業	タイムシート作成、簡単なメールの返信、簡単な様式への記入、簡単な選択、スペルチェック、議事録とりなど	専門的な問題の処理、プロジェクトの説明、複雑な意思決定、文書の作成、結論の導出など
メリット	迅速な対応、日常の定型業務の遂行が可能	高度な意思決定、論理的結論、シナリオに基づく思考
デメリット	結論に達するのが早すぎる、感情的な反応になる、誤った結論に達することがある	時間とエネルギーを要する、分析による消耗や優柔不断に陥るおそれがある

できるだけシステム1に戻って
エネルギーを節約しようとする

温段階に戻る手助けをすることができます。

スタッフが必要に応じてシステム2の思考をもっと活用するために、次のツールが役に立ちます。

ツール チームが解決策の質を確保するのを支援する

目的：チームのメンバーが解決策を提案しにきたら、次の質問をすることによって、対話の中で分析的アプローチを適用し、リスク評価を行なう（これらの質問によって、メンバーはシステム2の思考に慣れ、複雑な課題に対処できるようになる）

・あなたの意思決定プロセスについて説明してください。どのようにその案にたどり着きましたか？　なぜそう決定したのですか？

・この案を選んだ決め手は何ですか？　どのような状況、事実、利害関係者、要因が影響しましたか？

・影響する可能性はあったが、結局今回の案では考慮されなかった状況、事実、利害関係者、要因にはどのようなものがありますか？　もしそれらの状況、事実、利害関係者、要因が判断の決め手になっていたとしたら、解決策はどう変わっていましたか？

・あなたの解決策には、どのようなリスクがありますか？　そのリスクを軽減するために何ができますか？
・時間を2倍使えていたとしたら、あなたの考えはどう違っていましたか？

高温状態が短期間であれば危険はありませんが、長期間続いた場合は、管理職として、要求と資源のバランスを取り戻すために、部門内の調整を行なう責任があります。何もしなければ、高温状態が悪化し、長期にわたって深刻な影響が生じるおそれがあります。チームは、エネルギーと資源をさらに消費するあらゆる手段を駆使して、プレッシャーの高まりに対処しようとするからです。残業を増やし、休憩時間を削り、社交行事を取り止め、仕事のペースを上げると同時に、余暇にも絶えずメールをチェックし、電話をかけるようになります。いずれも一時的にプレッシャーを緩和するかもしれませんが、エネルギーを消耗させます。まるで険しい丘の頂上を目指して全力でペダルを踏み続け、下り坂でようやく一息つくサイクリストのようなものです。高温状態のメンバーは、自転車で山を上り続けることにだんだん慣れてきます。しばらくは順調かもしれませんが、長く続くとエネルギー切れを起こします。

スタッフがどれほど長く高温段階にいるのかに絶えず気を配り、あまり長引くようなら干渉する必要があります。では次に、高温状態のメンバーを常温段階に戻すためにあなたに何ができるのか、詳しく見ていきましょう。

高温段階のスタッフを支援する方法

メンバーが長期間（1カ月程度）高温状態にいると気づいたときは、干渉すべきです。もしかしたら以前にも、過度なプレッシャーを感じている本人に声をかけ、支援を申し出て断られたことがあるかもしれません。あるいは、その状況があなたの目から隠されていたか、あなた自身が多忙でシグナルを見過ごしていたせいで、本人とその件について話をしたことがないかもしれません。いずれにせよ、高温のシグナルが最初に現れてから一定期間（1カ月程度）経った時点で、本人に対し、長期的な影響が懸念されるので状況を改善するための話し合いをもちたいと伝えてください。

次に、高温段階から常温段階への回復を支援するにあたってあなたが重視すべき5つのポイント、すなわち、仕事量と健康状態、優先順位づけ、プランニング、休憩、人との交流の大切さと難しさ、について見ていきましょう。

（1）チームの仕事量と健康状態への関心を示す

本人とのミーティングを特別に設定するか、定例の1対1ミーティングを利用して、その問題について話し合います。話し合いの際は、配慮と主張のバランスをとるよう心がけてください。本人が問題に（まだ）気づいていない可能性があることへの配慮と、あなたが本人の健康状態を心配しているという主張のバランスです。次に挙げるのは、プライベートな領域に踏み込まずに問題を解決する方向に話し合いを導く質問です。

・調子はどうですか？
・仕事はうまくいっていますか？
・現在の仕事量はどうですか？　1カ月前と比べて増えていますか？（そのメンバーが間違いなく常温段階にいたと確信できる時点を選びます）
・今一番楽しい仕事は何ですか？　やりづらい仕事は何ですか？（これらの質問は、仕事の複雑さに関する会話につながり、問題が明らかになった場合に対処しやすくなります）
・残業はどうですか？　夜や週末に家で仕事をする頻度はどのくらいですか？（これらの質問は、あなたがスタッフに望む労働時間や、余暇の価値を話すきっかけになります）

・私に何か手伝えることはありますか？

(2) 優先順位づけを改善する——手法を説明し、スキルの向上を図る

優先順位づけは、効率の向上とストレス防止のカギです。仕事量は状況に応じて変動し、絶えず調整、変更されるため、要求が資源を上回ることは日常茶飯事だと大半の人が感じています。それを認めたうえで、優先順位づけの重要性をチームに説明し、正しい優先順位のつけ方を身につけられるよう支援しましょう。

・個別の対話や部門全体の話し合いの中で、優先順位づけを1つの課題として取り上げます。優先順位づけがあなたの部門にとって重要かつ必要なのはなぜか話し合います

・他よりも優先すべき重要な業務もあれば、他の仕事ほど労力や時間をかける必要のない業務もあるのだと、率直に本音で説明します。最優先すべき業務と優先度の低

い業務の実例を挙げましょう

・優先順位づけの指針を設定して、高温状態のメンバーを支援します。どの業務をどう優先すべきか、どの業務の優先順位をどう下げられるか明確にするために、次に説明する優先順位づけマトリックスを使ってください

・優先順位のつけ方に迷ったとき、チームのメンバーはどうすればいいですか？　たとえば、管理職のあなたに相談できますか？

・優先すべき業務か否かを決める最終責任は誰が負いますか？　それがもたらす影響に誰が対応しますか？

ツール

優先順位づけマトリックス

この手法は、ベストセラー『完訳 7つの習慣――人格主義の回復』の著者スティーブン・R・コヴィーが開発したもので、幅広く実践されている（訳注：当該書籍の中では「時間管理のマトリックス」として紹介されている）。

目的：優先順位づけマトリックスを使って、スタッフに仕事の優先順位のつけ方に関する簡潔で明快な指針を提供する

使用するもの：印刷または手書きの優先順位づけマトリックス（以下を参照）。各メンバーが遂行する業務の一覧

所要時間：30～60分

プロセス：

1．はじめに、各メンバーのコア業務を確認し、その仕事の目的について話し合います。わかりきったことを改めて話し合うのは奇妙に思えるかもしれませんが、大半のスタッフは、それを明確にして、期待される役割をあなたとすり合わせる機会をありがたく思うはずです。出発点として、もしあれば、本人の職務内容説明書を使ってもよいでしょう

2．次に、優先順位づけマトリックスに2つの軸があることを示し、違いを説明します。本人のコア業務に近づくほど、その業務の重要度は高まります。つまり、重要度は、コア業務の遂行と密接に関係しています。重要な業務は、スタッフの評価と査定の基準となる業務です。これを「優先業務」と見なすことができます。「なぜこの役割を担っていて、それは組織の中でどう役立っていますか？」と質問してください。その答えが、何が重要な業務かを示します。したがって、重要度の概念は、スタッ

優先順位づけマトリックス

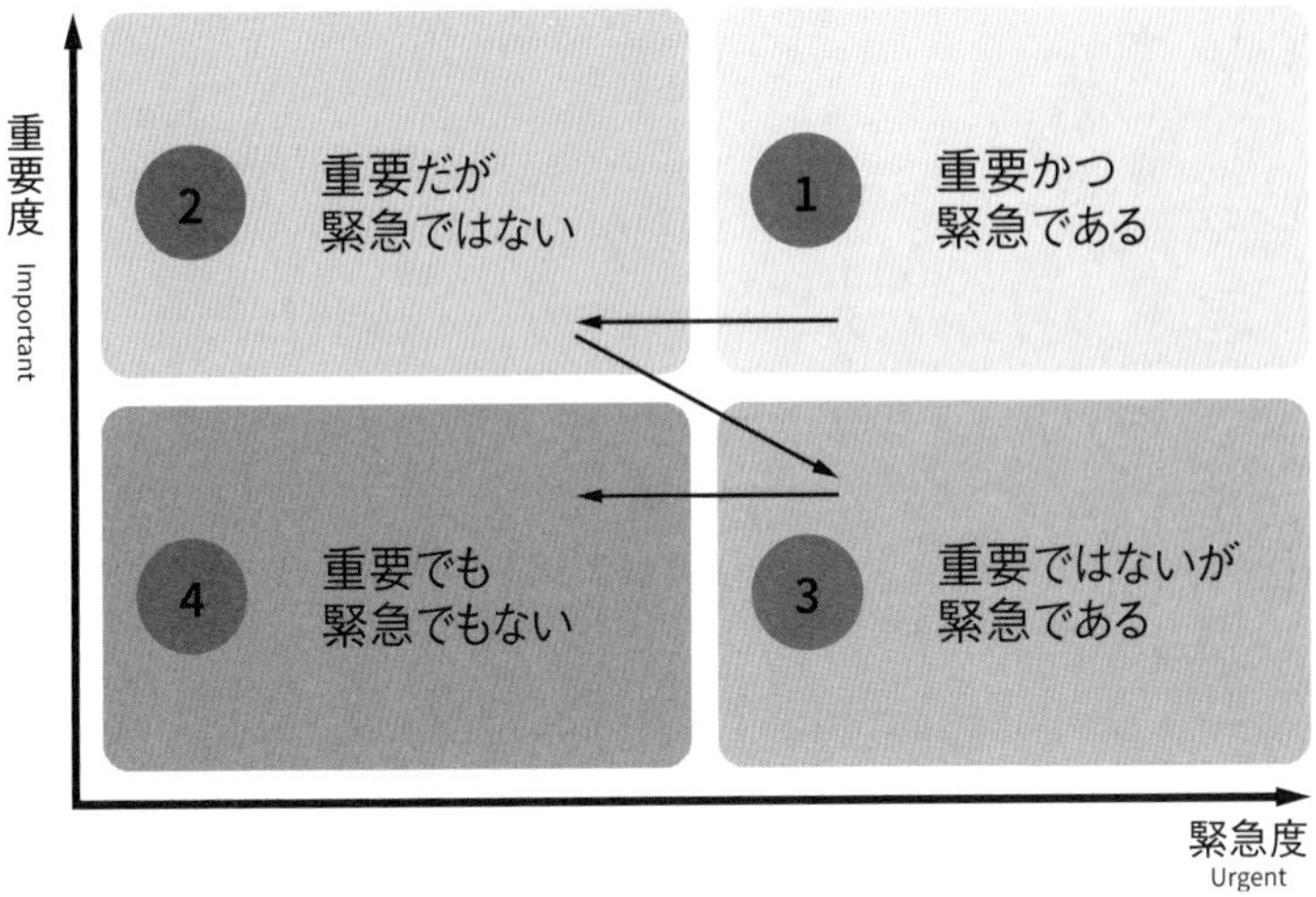

フが担う役割によって変わってきます。言い換えると、あるメンバーにとって重要な業務が、別のメンバーにはそれほど重要でないこともあり得るのです

3. 次に、マトリックスの4つの領域を確認し、その違いを説明します。優先順位づけは、必ず領域1から順番に行なう必要があることを指摘します

Ⅰ. 重要かつ緊急である
Ⅱ. 重要だが緊急ではない
Ⅲ. 重要ではないが緊急である
Ⅳ. 重要でも緊急でもない（この領域に属する仕事は取り組む価値がほとんどない）

4. マトリックスの原則が理解できたら、

メンバーは4つの領域に自分の業務を振り分けます。もちろん、必要に応じてあなたから説明を求めて、メンバーがすべての仕事を領域1（重要かつ緊急である）に書き込まないようにしなければいけません。領域1に入れるのは最大で5～10項目までとするよう念を押します

5．すべての業務の振り分けが終わったら、今後そのマトリックスをどう使っていくのかについて、メンバーと申し合わせます。新たな業務も4つの領域に振り分けますが、重要かつ緊急の領域1にあるものが5～10項目を超えないようにします。重要でも緊急でもないものに手をつけてはいけません。重要ではないが緊急であるものには、あまり労力をかけすぎないようにします。メンバーは、領域1（重要かつ緊急である）に集中し、To-Doリストの順番に沿って仕事を処理していきます。領域1の業務が片づいたら、領域2（重要だが緊急ではない）の業務の中で優先順位をつけて、最優先すべき業務を領域1に移します

優先順位づけとパフォーマンスの向上を支援するとともに、日常業務としてのプランニングの重要性を強調するのも良い考えです。適切なプランニングは、高温段階に感じるプレッシャーを非常に効果的に減らしてくれるツールです。次に、プランニングを話題として取り上げるために、高温のメンバーにどうはたらきかければよいか、その例を紹介し

ます。

（3）重要かつ不可欠な活動としてプランニングに焦点をあてる

・仕事の計画を立てるタイミングと方法、利用可能なツールと手法について確認します。そのためにまずメンバーに対し、今の計画の立て方と、アウトルック（Outlook）や同種のソフトウェアの使い方について尋ねます。プランニングや時間管理に関する講座やウェブ教材も数多くあるので、それも活用しましょう

・日単位、週単位のスケジュールの管理には電子スケジュール帳を使うことを推奨します。つまり、仕事の全体像を把握し、優先順位をつけ、計画を立てる時間を確保するようはたらきかけます

・メールの受信箱や電子スケジュール帳の使い方を尋ねます。改善の余地はありますか？

・緊急対応などの新たな業務が発生して計画を変更する場合の対処方法について話します。あなたに何ができますか？　そのための基本ルールを策定できますか？　新

たに発生した業務を優先順位づけマトリックスのどこに振り分けますか？

・どうすればメンバーは楽観的すぎない現実的なプランニングができるようになりますか？　その件について話し合う週次《しゅうなみ》ミーティングを導入すべきですか？

先に述べたように、高温状態のメンバーは、長期的な取り組みが必要な業務の優先順位を、今すぐに成果が出る業務よりも下げる傾向があります。仕事を迅速に進めることに集中するあまり、優先順位づけやプランニングといった作業を、不要で気が散るもの、成果を挙げるうえでの障壁と見なすことが多くなります。

(4) 休憩を奨励する

高温段階では、休憩時間を削ったり、まったく休憩をとらないことが増えてきます。昼食を抜いて働き続けることも当たり前になります。1日のスケジュールが立て続けの会議でほぼ埋まってしまうのがよくある理由です。昼食にあてなかった時間もすぐに会議でふさがってしまいます。しかし、休憩は、たとえ短くても、心身を休めて回復させる大事な機会です。これまでの研究から、ちょっとした人との交流やリフレッシュできる活動（新鮮な空気を吸いながら散歩するなど）によって、オキシトシンをはじめとするストレス緩和ホルモンの分泌が促されることがわかっています。10分間休憩するだけで能率が向上することも、研究で明らかにされています。あなたの部門に休憩をとる文化を育むことで得られるものはたくさんあります。とくに高温状態のメンバーに対しては、大きな効果が期待できます。

・休憩が、優れた能力を発揮するために欠かせない要素であることを説明します。トップアスリートでさえ、競技の前には充電します。休憩しているあいだに活力レベルが高まり、新しいものの見方ができるようになることもよくあります

・自らロールモデルとなって休憩を推奨します。メンバーをコーヒーブレイクや屋外での休憩に誘ってみましょう

・新鮮な空気の中で体を動かす「散歩ミーティング」を行なうことを検討します

・多忙な仕事生活を充実した余暇で補う大切さを説明します。あなた自身が休暇をとったうえで、仕事から離れる効果について話してください。週末に家族で楽しんだ森林浴の話をして、メンバーにポジティブなシグナルを送ることを検討しましょう。しかし、週末にウルトラマラソンに参加したなどという話は、高い成果を重視する文化を育てようとしていると誤解されるおそれがあるので考えものです。共感しや

すい例を話すようにしましょう

(5) 人との交流の大切さと難しさに注意を向ける

すでに述べたとおり、高温段階では、しばしばいら立ちの沸点が低くなり、人との交流の優先順位が下がります。人と関わるのが難しく煩わしく感じられるからです。その結果、高温のメンバーを複数抱えるチームでは、誤解や意見の食い違いが頻繁に起きるようになります。高温状態のメンバーは、自分の仕事をこなして早く先へ進むことばかり気にしているため、チームワークに気を配る余裕はほとんどありません。あなたは管理職として、チーム全体と個々のメンバーにチームワークの話をすることで、こうした状況に歯止めをかけることできます。

・チームにとって協力がとりわけ重要な理由（チームの健康や、能率、目標達成にどのように関わってくるのか？）を強調します

・多忙がチームの健康状態に影響を及ぼすことを説明します。プレッシャーにさらされると、人と交流する気力が失われ、自分が発するシグナルが人に誤解される場合があります。あなたの経験談を披露してもかまいません

・仕事量が原因でチームに余計な対立が生じているときは、あいだに入って場を収めます

・対立の悪化を防ぐために、チームのルールづくりを促します。たとえば、内部の締め切りや、チーム全員で助け合うことがどの程度まで期待されるかに関する明確なルールを定めます

・チームがあなたに頼らず対立を解決できるように、各メンバーのスキル向上を支援します。チーム内で対立が生じるのは自然であり、重要なのは、対立を悪化させずに、持続可能な解決策を見出すことだと強調します。対立解決のヒントを文献から得ることもできます

チームの過半数のメンバーが高温段階にいるとわかったときは、次のツールを活用して、その問題について話し合ってください。チームを前進させ続けるために、有効な方法です。

ツール

部門の温度を測る

目的：部門のストレスと健康のレベルを把握して議論する。とくにストレスと健康のレベルを上げるものと下げるものに焦点をあてる。健康増進のためにとられている対策について話し合い、他の対策の提案を促して議論を締めくくる

使用するもの：「ストレスの階段」の図、質問を書いた配布資料とフリップチャート（訳者注：上端をとじて1枚ずつめくれるようになっている解説用の図表）

所要時間：2時間

プロセス：

1. **チーム全体で「ストレスの階段」の図に目を通す**
2. **チームを3〜4のグループに分ける：**同じ職務のメンバーでグループを構成したほうが良い場合もあれば、異なる職務のメンバーを混ぜたほうが良い場合もあります。最適なグループ分けの方法についてメンバーに意見を聞いてもいいでしょう
3. **次に挙げる質問をする：**各グループで質問の答えをじっくり話し合ってもらうために、時間を45分とります。チーム全体で話し合ったあとに、グループの考えと協議内容を発表するスポークスパーソンを、各グループ1名ずつ選びます（あなたの部

門や会社の必要に応じて質問を調整してください）

・みなさんは今「ストレスの階段」のどの段階にいますか？　部門と会社全体の両方について答えてください

・現在の段階にいる原因は何ですか？　みなさんの「熱を上げて」次のストレス段階に進ませるものと、「熱を下げて」元の段階に戻すものは何かを明らかにしてください

・みなさんや、同僚、会社が一番上の常温段階にとどまるために、どのような対策がとられていますか？　他にもできることがありますか？　あるいは働き方を変えられますか？

・部門が一番上の常温段階にとどまる（または戻る）ために、比較的短期間で実行できる提案を２つまとめてください

4. **チーム全員が再び集まり**、各グループが自分たちの考えや改善提案を発表する。フリップチャートに発表内容を箇条書きにします

5. **テーマを見つける：**すべてのグループの発表が終わったら、その内容に一定のパターンや傾向、重複がないか確認します

6. **優先順位をつける：**チーム全員での話し合いの中で、取り組みの重点領域を特定します。低減を図るべき特定のリスクやストレス要因、あるいは拡充すべき資源やプラス要因はありますか？

7. **行動に移す準備をする：**今後の取り組みの進め方について意見をまとめます。優先すると決めた重点領域に継続して取り組むための委員会を設置すべきですか？　変革に着手するために、管理職としてとくにやるべきことはありますか？

8. **フォローアップする：**今日決定した取り組み内容に関するフォローアップの日程を決めます。たとえば、あなたと作業部会は月次のスタッフ会議で最新情報を報告すべきですか？　それとも3カ月後に特別会議を招集しますか？

一連の作業に労力がかかりすぎると思った場合は、HR（人材管理部門）のスタッフ、外部コンサルタント、管理職の同僚に、会議を円滑に進めるための協力を仰いでください。

この作業を通じて、有益な情報が数多く集まります。中には耳の痛い話もあるかもしれません。あなたの管理職としての働き方に直接言及する内容もあるでしょうし、非常に批判的な声が上がる可能性もあるからです。メンバーの意見に耳を傾ける時間を十分とれるよう協力を求め、終了後は今後の対応について誰かに相談に乗ってもらいましょう。

高温段階はニューノーマルなのか？

近年では、効率化、最適化、成果に対する要求がますます高まっていることにより、慢性的な高温状態にあると感じる機会が増えています。昨日までは基準を満たしていたはずが、今日は基準に達していないと見なされ、今日までは十分な速さだったはずが、明日は遅すぎると見なされる場合もあります。公共部門と民間部門のいずれにおいても、正確な測定が難しい領域でさえ、生産性の向上や定量的基準に関する要求を突きつけられています。現代の大半の組織の特徴である複雑性も、多くのスタッフの仕事を増やしています。役員に上げる書類は、多くの場合、ライン管理職、上級管理職、副社長の目を通ってようやく承認されます。このプロセスの途中で、新しい要素を取り入れる必要が生じたり、書類の変更につながる検討課題が出てくることもあります。政策主導型の組織であれば、政策の風向きが急に変わると、新しい方向性や内容を検討しなければならなくなります。

人を半永久的に高温状態に縛りつける要因は、他にも複数存在します。グローバリゼーションと新技術がその代表例です。グローバリゼーションと新技術によって、私たちが職場にいない時間帯（時には就寝中）にも意思決定や事業展開の機会が発生し、それに取り組んでいく文化がつくられました。こうした文化は当然、プロセスを加速させやすく、多くの組織が必要に迫られて速いペースを受け入れ、これに慣れています。大半の組織のスタッフが、家でも週末でも仕事をし、地球の裏側の同僚が働いている水曜の夜や日曜の午後にメールを送信します。会社が積極的に、メールのやり取りを含む、勤務時間に関する方針を定めなければ、あるいは管理職が何らかの方針を導入しなければ、プロセスの加速は止められないでしょう。勤務時間外にメールを繰り返しチェックするのが習慣にならないうちに、あなた自身が一度思い切って、週末の重要な意思決定をやり過ごしてみるしかありません。

おそらくこの問題の最も憂慮すべき点は、速いペースで仕事をしているときや、締め切りが迫るプレッシャーを感じているときが、最も効果的で生産性が高いと自分に（そして、お互いに）言い聞かせていることです。私たちは、現代の仕事がスピードを要求することを受け入れるだけではなく、自らその前提を強化するように、深夜にノートパソコンでとりとめのないチャットをしたりしています。四六時中追い越し車線を走ることが適切なのか疑問に思うことはほとんどなく、ヒートアップしている兆候を個人的な問題と考えます。

時間は新たなぜいたく品と言われますが、私たちのまわりでは、この風潮が変わる兆しが見え始めています。絶えずスピードが要求されることや、より短い時間で、より多くのより良いものをいつでも生み出せるという考え方に疑問をもつ人が増えているのです。管理職として、あなたは自分の部門（と、おそらくは組織のあらゆる部分）の文化に影響を及ぼせる特別な立場にいます。パート４「上司がストレスに襲われるとき」では、あなたが企業文化に影響を及ぼす方法について考察します。次のセクションでは、仕事のテンポがさらに上がり、チームのメンバーが高温段階から過熱段階に進んでしまったときに何が起こるのかを見ていきます。

The Steps of Stress

過熱段階

過熱段階では、スタッフが増大し続ける要求の熱を感じる中で、温度がさらに上昇し、数々のストレス症状が表れ始めます。ストレス症状は長引き、この段階が持続するにつれて深刻化します。過熱段階への移行は、長期的に要求の数が増え（量的増加）、要求の内容が複雑化し（質的増加）、ストレス過多の状態が長引いた結果、起こります。

高温段階のストレス症状が、一時的に増加した仕事に対する即時で短期的な反応であるのに対して、過熱段階のストレス症状は、常態化した過重労働が引き起こす長期的で進行性のものです。過熱段階では、作業能力が大きく低下するため、スタッフは自分に対応力がないと感じ、ストレスの影響がさらに深まります。

過熱によって認知力はいっそう低下します。難しい課題に直感や「習慣」で対応しようとする、単なる脳の怠惰の問題ではもはや済まなくなります。ここまでくると、集中力、記憶力、効率、モチベーション、他人との協調力、仕事の満足度、「生きる喜び」のすべてが影響を受けます。過熱段階のメンバーは、多くの場合、睡眠の質が急激に低下し、それによって温度がさらに上昇します。どの仕事も、興味をもてず、手に負えない重荷にしか感じられず、それでもなんとかやり遂げようと必死になるメンバーがいる一方で、さまざまな種類の仕事が非常に面白く有意義に感じられ、それが個人のアイデンティティーと密接に絡み合って、心身の健康を顧みずに仕事に打ち込むメンバーも現れます。過熱状態になると、学習や個人的成長の機会がほとんど、あるいは完全に失われます。今すぐやる必要があることや仕事量をこなすことに全精力を注ぎ込むからです。

メンバーの過熱状態が業務の質や能率に悪影響を及ぼし、職場の雰囲気を悪化させる中、管理職であるあなたは、メンバーの過熱状態にまったく関心を払っていません。この段階で、必要な枠組みの整備や仕事の優先順位づけの支援を怠ると、過熱段階のメンバーは溶解段階に進む危険性が高まります。過熱の兆候に対して何も手を打たなければ、あなたは病気の診断書や退職願を受け取る立場になりかねません。過熱段階では、メンバー本人がマイナスの影響を明確に感じ、その状況から抜け出す方法を探り始めることが多いからです。転職先を見つける気力がかろうじて残っているのです。

過熱段階の特徴

チームに過熱状態のメンバーがいる場合、次のような様子が見られます。

・普段よりも著しく速いペースで仕事をし、真夜中などのますます異常な時間帯にメールを送ってくる

・あなたへの接し方が変わり、言動の激しさや頻度が変動するなど、一貫性がなくなる。しばらくあなたを避けていたかと思うと、あなたと話す必要があると言い張り、メールや、電話を頻繁によこしたり、オフィスで絶えずつきまとう

・仕事のペースがさらに上がり、話し方も動作も速くなって「こんな会議に出ている暇はない」と言いたげなシグナルを発する

・物事の優先順位が驚くほど合理性に欠けている。重要なことを忘れ、さまつなことに力を注ぐ

・非常に神経質な様子になる。手が震える、落ち着きがない、視線が定まらないといった症状が表れる

・呼吸が浅く、速くなる

・視線を合わせるのを避け、こそこそ行動するなど、対人能力が低下する

・仕事の進め方や、焦点の絞り方、意思疎通に混乱が生じる。話をしていると、ある仕事から別の仕事に、あるテーマから別のテーマに、突然、話題が飛ぶ

・本来なら意欲を燃やすような重要な任務を「ドアをバタンと閉めるように」拒絶する。逆に、あなたが他の人に任せようとした任務や優先順位の低い仕事に固執する

・睡眠障害を抱えていると口にする。あるいは、睡眠不足による疲労が目につく。顔色が悪い、目の下にくまができる、震えが出るなどの睡眠障害の兆候が表れる

・仕事について心配する様子が見られる。本人と話をすると、あまりにも現実離れした心配であることがわかる。「すべてか無かのシナリオ」で話し、その影響をとて

つもなく過大評価している
・まわりから孤立し、同僚との交流を避ける
・忍耐力、共感力、対人能力が低下しているため、激しい口論を引き起こす場合がある
・以上に加えて、高温段階のセクションで挙げた症状も深刻化する

逃避と攻撃が過熱段階の特徴です。先に述べたように、ストレス反応はそもそも突発的な危険に対する生物の対処方法であり、戦う、逃げる、「フリーズする」のいずれかの反応が見られます。過熱段階のメンバーの反応の多くは、認識した脅威の軽減か回避が目的です。しかし、プレッシャーが継続すると、簡単に抑制することも無視することもできないような深刻な影響を与え始めます。パート1で説明したように、ストレス症状が悪循環を引き起こし、問題をさらに悪化させることもあります。

過熱状態のメンバーは、適切な判断を下す能力が低下します。重大な局面で、明らかに誤った判断を下すようになります。物事をじっくり適切に考えるための時間と気力が足りないからです。それによって同僚にも望ましくない影響が出始めます。同僚は、どうした

らそれほどひどい判断を下せるのか知りたがります。重度のストレスを抱えた過熱状態のメンバーは、その判断を下したことさえ忘れ、否定する場合もあります。対人能力が著しく損なわれ、いら立ちの沸点がきわめて低いため、大声でむきになって否定する姿は、同僚にショックを与えます。やがて、周囲の人たちは、物忘れが激しい、嘘つき、時限爆弾のようだ、信頼できないなどと、陰口を言い始めます。同僚が避けるようになり、そのメンバーはいっそう孤立してしまいます。

このように、症状が互いに増幅し合って、状況を悪化させるのです。何かが過熱すると、当然、すぐに火災が発生するリスクが生じます。過熱状態のスタッフも同じです。ここで生じるリスクは、状況が深刻化して手に負えなくなり、本人が倒れてしまうリスクです。

過熱段階の矛盾点は、必ずしも本人が何が問題かを正しく認識していないことです。その症状を自分自身の落ち度と思い込み、疲労や怒り、失望感、能率の低下を「自分の力不足」、「自分に強さが足りない」などと、自分自身の本質的な欠点に帰結させてしまいます。自分に課された要求が長期にわたって増加していることは、たいてい自覚していません。こうした捉え方をするスタッフは、解決策は立ち止まることではなく、もっと懸命に働くことだと考えます。さらに懸命に仕事をすることで、自分は力不足だと言い続ける内なる声をかき消すことができるからです。ストレスが突然深刻化する理由はここにもあり、その仕組みは、次に示すストレス連鎖の図のとおりです（次ページを参照）。

言い換えると、過熱段階では、症状が突然、急激にエスカレートし、悪化するリスクが

ストレス連鎖

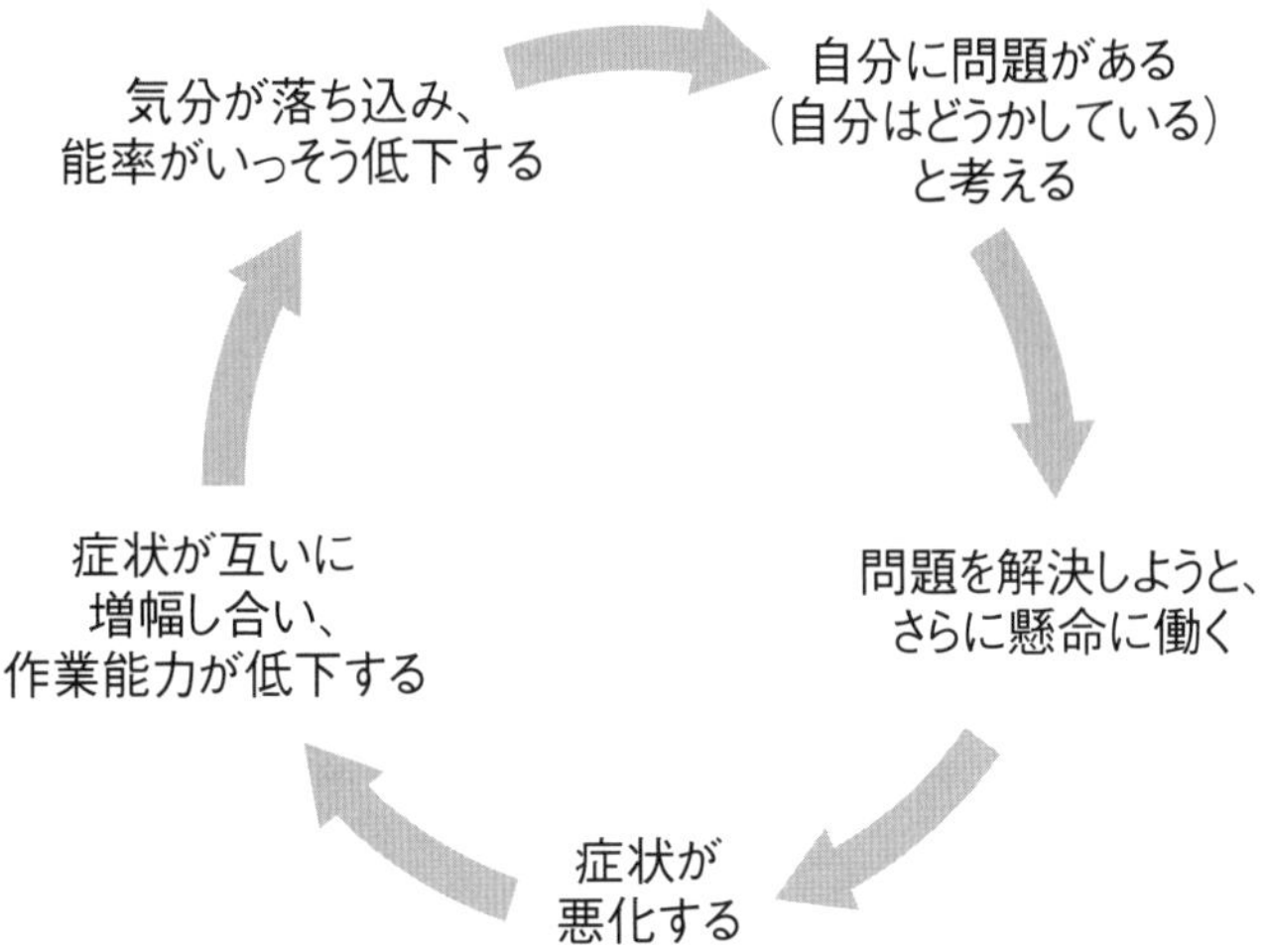
自分に問題がある
(自分はどうかしている)
と考える
問題を解決しようと、
さらに懸命に働く
症状が
悪化する
症状が互いに
増幅し合い、
作業能力が低下する
気分が落ち込み、
能率がいっそう低下する

ある一方、本人が内向きになり、助けを求めない傾向があるということです。過熱の兆候を見分ける目を養い、その対策を講じる権利と義務を主張するのは、管理職であるあなたの責任です。

過熱段階のスタッフを支援する方法

スタッフの1人が過熱段階にいると気づいたときは、行動を起こすことが肝心です。問題に前向きに取り組めば病気休暇はまだ回避できます。病気休暇を回避できれば相当な人的資源と財源を節約することができます。

過熱状態のメンバーの管理は、本人が抱える負担の度合いを評価し、適切なサポートを提供することにほかなりません。負担を緩和することによって、ストレス症状を一部軽減し、本人が逃避や攻撃といった不適切な手段に出るのを防げます。次に、負担を緩和し、過熱状態のメンバーをサポートし、ストレス症状を軽減する４つの重要な方法を見ていきましょう。

（１）スタッフの仕事量と健康状態に関心を示し、留意する

・本人と話す時間をとって、あなたの懸念を示し、これまでに観察してきたことを言葉で伝えます。最初は拒絶されたとしても、自分が見てきたことを真剣に受けとめ、話をしようと説得します

・今の健康状態と仕事量についてどう思うかを尋ねます。高温状態のメンバーに関するセクションで示したものと同じ質問を使ってもかまいません

・本人にとってどの業務やプロジェクトがとくに問題か、最も難しいと感じているかを確認します。さらに、量的な要求と質的な要求のどちらのほうが問題か、あるいは、仕事の複雑さや他の人たちとの協力が必要なことが問題なのかを確かめます

・話し合いのあいだ、共感力をはたらかせながら、管理職としての権限を行使することがきわめて重要です。本人の話に耳を傾け、現状に対する見方に理解と関心と敬意を示します。同時に、事実を見失わずに、介入する権利と義務が自分にあることを常に念頭に置いて対応してください

次のツールを使って、過熱状態のメンバーとの対話のプランを立てましょう。このツールは多くの管理職から役立つとの評価を得ており、困難が予想される対話を組み立てることができ、最重要トピックのチェックリストにもなります（次ページを参照）。

(2) 管理職らしく振る舞い、主導権を握る

先に述べたように、過熱段階のメンバーは今すぐあなたの助けを必要としています。何もしなければ、深刻な結果を招くおそれがあります。つまり、あなたが行動を起こすことが肝心なのです。

能力の高い知識労働者を預かる多くの管理職にとって、断固として行動する姿勢を見せる（一時的にでも主導権を握る）のは、なかなか難しいことです。そのためには「現代の職場の個人的領域」に踏み込む必要があるからです。この領域では、メンバーは自主性と独立性を発揮する権利をもつため、あなたの介入に猛烈に反発する可能性があります。あ

対話のダイヤモンド

1 枠組みの設定

このミーティングを開いた理由は何か?
なぜ私が管理職として心配しているのか?
私が観察してきたことは何か?
取り上げる話題は何か?
ミーティングの所要時間はどのくらいか?
このあと何が起きるのか?

2 スタッフの状況と健康状態の把握

調子はどうか?
とくにストレスを感じるものは何か?
仕事の具合はどうか?
……仕事量はどうか?
……同僚はどうか?
……仕事の複雑さはどうか?

3 選択肢

今の状況に変化をもたらせるものは何か?
何が一番得意か?　何が一番苦手か?
何を省けるか?
あなたの気分が楽になるために、
私に手伝えることはあるか?
あなた自身には何ができるか?
他に助けになる人や物は存在するか?

4 合意

ここで合意すべきことは何か?
今後、行動計画のどの仕事を
誰が担当するのか?
次にすべきことは何か?
この会話がどのようにあなたの
役に立つか?
今回話し合った内容のフォローアップを
いつ行なうか?

なたが主導権を握ると、メンバーは権利を奪われたように感じるおそれがあります。しかし、それ以外の方法では、さらに悪い結果につながると肝に銘じてください。あなたは主張する必要があるのです。いったんプライドを捨てれば、大きな安心感を得られるメンバーもいます。チームのメンバーがこれ以上対処できない状況に陥ったとき、あなたは管理職として、計り知れないほど大きな違いをもたらせる立場にいるのです。あなたの役割を明確にするために、次の行動をとってください。

・勤務時間や作業量に関する要望（または明確な基準）を伝えます。たとえば、仕事や、メールのチェックをしてはならない時間帯を設定して伝えます

・明確な優先順位を決めたうえで、一部の業務を取り除く判断をするために、じっくりと腰を落ち着けて話し合います。どの業務が必須か、これ以上力を入れる必要がない業務はどれか、手放してよい業務はどれかを見極めます

・会議が多数入っているときは、スケジュールを調べたうえで、管理職の権限を行使して不要な会議を削ります。あなたと本人のあいだで「必要な」会議とそうでないものに関する意見がまったく合わないこともあります。その場合は、毅然《きぜん》として、管理職としての権利を主張してください

・週次の（必要に応じてもっと頻度を上げてもよい）フォローアップ・ミーティングを設定し、スケジュール、勤務時間、作業量について話し合い、調整します

（3）社会的支援を検討し、提供する

先に述べたとおり、社会的支援はストレスの防止と対応のカギを握ります。そのため、過熱状態のメンバーへの対応にあたっては、社会的支援に力を注がなければいけません。

・職場や家庭でサポートを提供できる人を確認します。過熱段階のメンバーは、自分の状況を現実的に評価する力を失っていることが多いため、正常な状態に戻すには社会的支援が不可欠です

・チームの数人のメンバーを中心にして、相談相手になったり、仕事を手伝ったり、ひたすら話を聞いたりするなど、過熱段階のメンバーと同僚との交流が増えるようにはたらきかけましょう。ただし、過熱状態のメンバーを高温のメンバーと組ませて、それぞれの状態が改善されるのを期待してはいけません。お互いの症状の悪化を加速させる可能性のほうが高くなります

・家庭でサポートを提供できそうな人を確認します。パートナーがいて家族と暮らしているメンバーのほうが、まったく1人でいるメンバーよりも、仕事からの一時的逃避がしやすくなります。もちろん、何もないところから、そのメンバーのための人的ネットワークをすぐにこしらえるのは不可能ですが、同僚だけでなく、他の人たちと会うことの重要性を説くことはできます。余暇に何をしているか聞いてみるのもいいでしょう

（4）専門家の支援を仰ぐ

過熱状態のメンバーには、何を言っても通じない場合もあるかもしれません。症状が深刻化し、問題から目を背けがちになるため、メンバーと管理職の通常の協力関係を保つことが難しくなるのです。高温状態のメンバーと話し合うことはできても、過熱状態のメンバーにはほとんど近寄れなくなります。あなたからの支援の申し出が、タイミングの悪い敵意あるものと受け取られるからです。そのため、メンバー本人がHRのスタッフや外部の心理カウンセラーなどの専門家に相談するほうが効果的かもしれません。

・組織内にストレスに関する専門知識を備えたHR担当者がいるかどうか確認し、連

絡をとります。その際、あなたの責任をこのHR担当者に丸投げしないことと、スタッフを支援するという管理職の権利と義務に基づいて、力の及ぶかぎり積極的な関与を続けることが大事です。つまり、メンバー本人とHR担当者とともに、あくまで当事者として、メンバーの仕事量、仕事内容、勤務時間などに引き続き注意を払わなければいけません。HR担当者は、スタッフに、自分が抱えるストレスと、現状を変えることの必要性を自覚させる手助けをするにすぎません

・同様に、ストレスに関する知識を備えた外部の心理カウンセラーは、スタッフが自己認識力を身につけ、仕事の習慣を変える手助けができます。繰り返しますが、この作業は、あなたの管理職としての役割と切り離さず、話し合いながら進める必要があります。心理カウンセラーの仕事ぶりに注意を払ってください。仕事関連のストレスに関する専門知識を備え、合同ミーティングや同様の方法によってあなたと連携をとることに意欲的な人でなければならないからです

過熱段階はストレスの中間段階であり、ある種の分岐点です。この段階から状況がさらに深刻化するか、好転するかのどちらかです。あなたが過熱状態のメンバーに十分配慮して対応すれば、最後の2つの段階への転落に伴う膨大な人的コストと経済的コストを回避できる可能性があります。状況の深刻化を放置すれば、影響は長期化し、大幅に拡大しま

す。次のセクションでは、メンバーが溶解段階に達したときに何が起きるのかを考察します。

溶解段階

ストレスの第4段階は溶解です。この段階では、ストレス症状の深刻化と健康不良がきわめて明白になります。通常、病欠の日数が大幅に増え、仕事のミスがいっそう激しくなります。メンバーの行動、健康状態、仕事の様子が（同じ人とは思えないほど）著しく変化し、事態の急激な悪化を認めざるを得なくなります。

ここまでくると元の状態に戻すのは不可能にも思われますが、溶解段階は必ずしも一方通行ではありません。この段階のメンバーは、まだ回復して働く力を取り戻せる見込みがあります。本来の自分を取り戻すことが可能なのです。しかし、そのためには管理職として特別な努力が必要です。かなりの忍耐力が要ることは言うまでもありません。

溶解段階の特徴

溶解段階のメンバーには、次のような様子が見られます。

・過熱段階のセクションで説明した症状が全般的に深刻化する。もっと多く仕事をこなそうとするか、自分の殻にさらに閉じこもるか、あるいはその両方の様子が見られる

・ますます多忙で混乱しているように見える。おかしなことを口走り、仕事や人を混同する。逆に、非常に物静かで内にこもることもある

・仕事がいっそうぞんざいで中途半端になる。内容に大きな矛盾を残し、重要な部分が欠落したまま資料を提出する。締め切りを守れず、忘れることさえある

・ますます多くの重大なミスをするようになる。たとえば、不正確な報告や、誤った判断、本人らしくない深刻な品質管理の不備が見られる

・度忘れが多く、大事なことを思い出しにくくなる

・プロジェクトや、自分自身、同僚、職場に関するささいなことを大ごとのように吹聴し、現実と乖離した深刻な懸念を口にする。たとえば「会社が潰《つぶ》れかけている！」、「取締役会が事態を知ったら、私たち全員クビだ！」などと口走る

・判断力が失われ、急接近してくる車のライトに照らされたウサギのように身動きがとれなくなる。本来なら難しくないはずの判断が（1日中頭の中を占めながらも）手に余ってできなくなる

・まわりから孤立する。同僚や、休憩時間、会議、社交行事を避けるようになる

・漠然とした身体的不快感や、疲労、胸の痛み、腕・足・指のヒリヒリする痛み、視力の低下、心臓の不調などの理由で病気休暇をとる

・職場で失神したり気分が悪くなるなど、急激に体調が悪化する。倒れたり、意識を失ったり、泣き崩れたりする場合もある

溶解段階では、優先順位をつける力や集中力が失われるかたちで、認知的問題が顕在化

します。一方で、活力レベルが異常に高く見えることもあります。記憶力にもたいてい影響が及び、重要なことを忘れたり見過ごしたりします。一度に1つのこと（必ずしも最も重要なことではない）にしか集中できません。特定の業務に集中するあまり、勤務時間中、基本的な身体的欲求（空腹を満たす、喉の渇きをいやす、トイレに行く）を抑え込みます。To-Doリストの仕事をなんとか片づけようと夜中までがむしゃらに働くこともあり、疲労のサインを無視します。

溶解状態が、今述べた行動とは正反対の行動につながることもあります、メンバーはしだいに、さらに消極的で内向きな姿勢になり、あなたや同僚と接するのを避けようとします。活力レベルは落ち始め、何かを頼まれると逃げ腰になり、落胆した様子を見せます。そのうち、重要な業務を成し遂げられず、最も簡単な業務でさえひどく難しく感じていることが明らかになります。私たちが経験した例では、週37時間30分の所定勤務時間をはるかに超えて働いているにもかかわらず、スタッフは自分のコア業務を完全に無視し、スペルチェックやタイムシートの書式設定、書類の山の移動など、雑事にばかり時間を費やしていました。

急激に状態が悪化し、泣き出す、意識を失う、気分が悪くなる、記憶力が低下するなどの状態に陥った溶解段階のスタッフもいました。本人を知っている人たちはみんな、何かおかしいことに気づいていました。突然行動が変化し、あとで罪悪感に襲われるのが、溶解段階の典型的な特徴です。あるスタッフは次のように語りました。「自分の状態が認識

溶解段階のジレンマ

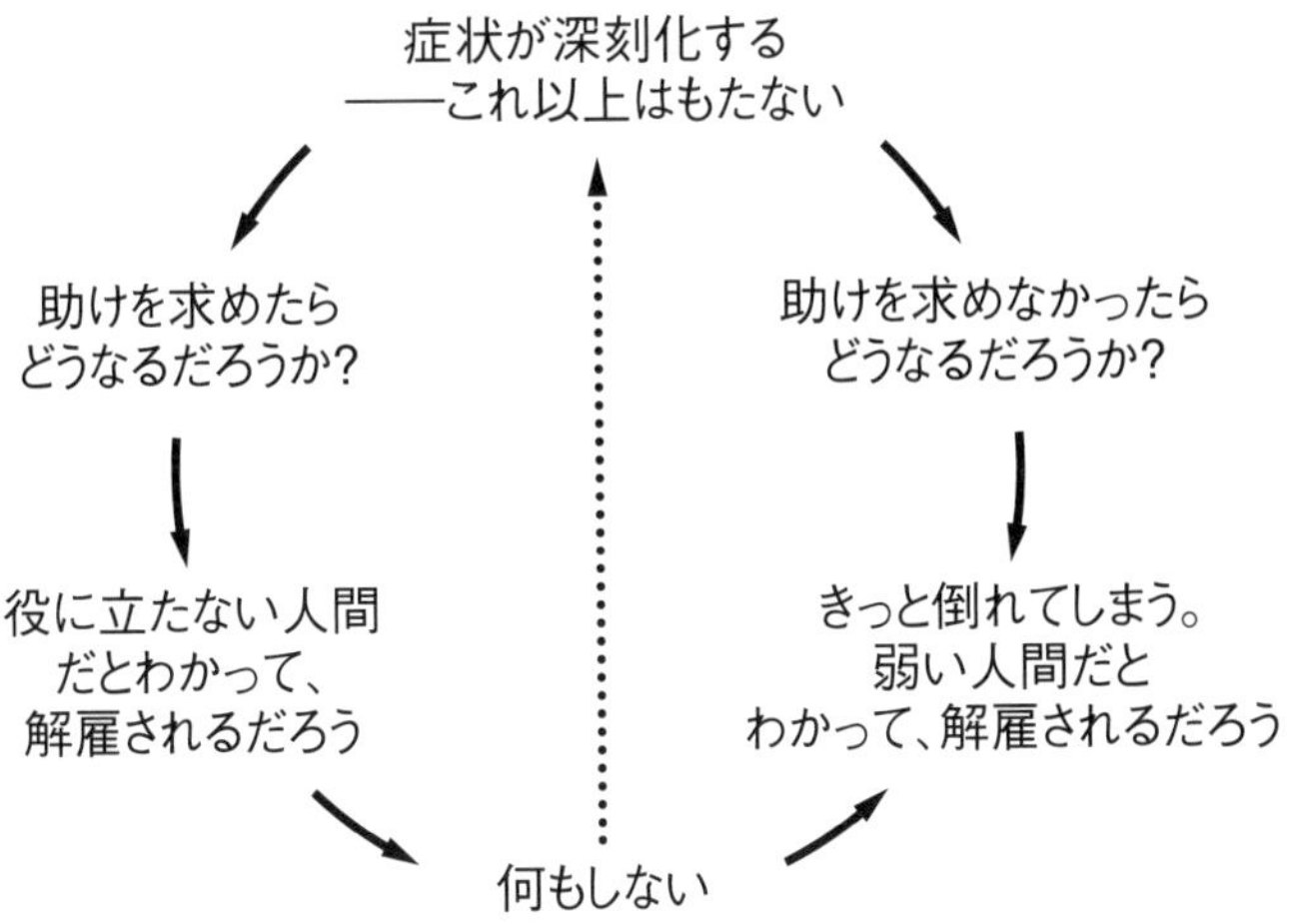
症状が深刻化する
――これ以上はもたない
助けを求めたら
どうなるだろうか?
助けを求めなかったら
どうなるだろうか?
役に立たない人間
だとわかって、
解雇されるだろう
きっと倒れてしまう。
弱い人間だと
わかって、解雇されるだろう
何もしない

できませんでした。会議中に取り乱しているのは、自分ではない他の誰かのように思えました。自分を失っていたんです」。パート1で、ストレスを抱えている人たちは現実感や自己認識力をしばしば失うと説明しましたが、溶解段階にはまさにそれがあてはまります。

溶解段階のスタッフは、現状は耐えがたく、自分だけでは手に負えないとたいてい自覚しています。多くの場合、その原因は仕事の量や複雑さなどの外的プレッシャーではなく、深刻化する症状からくる内的プレッシャーにあります。身体的不快感や精神的不快感が我慢の限界を超え、自分の行動が招く結果に対する恐怖を感じるようになるのです。スタッフはジレンマを抱えます。このまま同じやり方を続けた結果起こるであろうこと、「自分は突然死してしまうのではないか？」と恐れる一方で、助けを求めた結果起こりそうなこと、「クビになって二度と働けなくなるのではないか？」と恐れるのです。

　こうした非常に断定的な、黒か白かの思考は、破滅的思考として知られています。最悪のシナリオで頭がいっぱいになり、それが起こり得る唯一の結果だと考えます。人は重いプレッシャーにさらされると、しばしば破滅的思考に陥り、認知プロセスのより高度な部分がはたらかなくなります。細部を汲《く》み取れず、単純な破滅的シナリオで世界を見るのです。そのため、溶解段階のスタッフが、状況を変えるのは不可能だと考えることも珍しくありません。その代わりに、現状に縛りつけられていると感じてそれを「突き詰め」ます。私たちが担当管理職を交えて話をしたあるスタッフは、次のように語りました。「今日、みなさんが私をしっかりとつかんで止めてくれなかったら、数日のうちに倒れていたでしょう。でも、そうなるしかないと思っていました」

溶解段階のスタッフを支援する方法

　ストレスが長引いてメンバーが溶解段階に達したとき、あなたは管理職として非常に重要な責任を負います。こうした状況は許容できないものであり、何も手を打たないことによる影響は甚大です。行動を起こし、たとえ本人から支援の申し出を拒絶されても、自分に介入の権利があると断固として主張する必要があります。

　溶解段階では、優先順位づけや社会的支援に力を入れるだけではもはや不十分です。全面的な介入が必須になります。メンバーを家に送りとどけたり、勤務時間を変えて仕事量を徹底的に管理したりする必要があるかもしれません。極端に聞こえるでしょうが、必要なことです。これは、管理職としてのあなたの責任でもあります。ここで、対応の基本となる4つのポイントを紹介します。

（1）責任の範囲を認識し、行動する！

・溶解段階のメンバーを預かる管理職として、本人を元の状態に戻す手助けをする責任があります。本人が回復するために、あなたの力は絶対に欠かせません。あなたの支援がなければ回復は望めないのです。最も重要なことは、自分の責任を自覚し、現状に対処する決意を固め、しっかりと対策を進めていくことです

・介入するにあたって不安があれば、経験が豊富な人に支援を求めましょう。あなたの組織のＨＲに専門家がいるならば、通常その支援を受けられます。もし専門家がいなければ、ストレスの対応や治療の経験がある心理カウンセラーに連絡してください

・あなたに上司がいるなら、相談に行って支援を要請してもよいでしょう。溶解段階

のメンバーの対応は、どの管理職にとっても一筋縄ではいかない非常に難しい仕事ですから、組織の上層部に支援を仰ぐのは、まったく正当なことです。たいていの場合、あなたの上司は参考になる具体的な知識や経験をもっています。たとえ知識や経験がなくても、少なくともあなたの話に耳を傾け、相談相手になることはできます。また、他の管理職の仲間にも相談してみましょう

(2) 本人と向き合い、仕事を調整する

・メンバー本人と真剣な話し合いをもちます。共感を示し、あなたの責任を明らかにします。本人の利益を最大限に守るために、あなたが行動する必要があることを説明してください

・メンバーの仕事を明確に優先順位づけして、仕事量を極力減らします。今後1カ月のスケジュールを確認して、会議をキャンセルし、締め切りを動かすなど、わかりやすい直接的なやり方で仕事を調整します。キャンセルした業務の今後の取り扱いや、今回の優先順位づけに伴って必要となる対応について、明確な合意を形成します

・メンバーが十分な休養をとれるようにします。2日、時短勤務をして1日休むという勤務パターンがきわめて有効であり、その中で仕事の優先順位を厳格に見直します

・必要に応じて、メンバーに病気休暇をとらせます

（3）専門家の支援を仰ぐ

過熱状態のメンバーに関する章で説明したとおり、ストレスが深刻化したときは、専門家の支援を仰ぐことが必要な場合もあります。

・溶解段階のメンバーを元に戻すために、心理カウンセリングというかたちで専門家の支援を受けることが不可欠な場合があります。心理カウンセリングは、溶解段階のトラウマを処理して、より持続可能な新しい仕事のやり方を身につける手助けをします

・しかし、先に述べたとおり、あなたとの連携に意欲的で、はじめに転職ありきという考え方ではない心理カウンセラーを見つけることが肝心です

（4）同僚や協力者との情報共有について、メンバーと明確に合意する

・自部門の同僚や組織内外の協力者は自分の状況について何を知るのだろうかと、溶解段階のメンバーは延々と考え続けます。誰が誰に対して情報を伝えるかについて、本人と合意しておくことが大事です

パート3では、メンバーが病気休暇をとる状況への対応の仕方と、職場復帰のあり方について詳しく説明します。

The Steps of Stress

燃え尽き段階

燃え尽き段階は最も重症な段階ですが、ここでは他の段階ほど説明に多くのページを割きません。パート3全体を使って、職場復帰のプロセスについて説明するからです。このパートでは、燃え尽きた状態だが病気休暇はまだとっていないメンバーに焦点をあてます。

燃え尽き段階では、長期の病気休暇を取得したあと、段階的な職場復帰を果たすのが通例

ですから、これは例外的なシナリオです。

燃え尽きは、感情的消耗感と、他人や仕事と関わり合うことへの関心や、情熱、気力をもてない感覚を特徴とします。スタッフが長期間ストレスにさらされ、何の対策もとられずにいると、燃え尽きる可能性が高まります。通常、燃え尽き段階のメンバーは、大量の要求を課されているだけでなく、多くの場合、かなり長期にわたって職業人や個人としてのあり方に妥協を強いられていると感じています。パート1で説明したようなアイデンティティーと自尊心の崩壊、現実把握力の低下は、状況が深刻化して燃え尽きが始まる前から、たいてい長期間続いています。自分が自分でないような違和感や、仕事や私生活から完全に切り離されたような感じを覚え、自分の思考、感情、身体感覚が認識しづらくなり、簡単な仕事が極端に難しく思える、といった症状が見られます。

燃え尽きは深刻な状態です。最悪の場合、症状の慢性化やストレスによるうつ病、不安性障害に発展するケースもあります。新たな研究によると、燃え尽きは、男性の心臓発作による突然死の原因の第1位であり、女性では喫煙に次ぐ第2位にランクされています。

燃え尽き段階の特徴

燃え尽きは非常に深刻です。あなたも何かが根本的におかしいと確信するはずです。管理職として、メンバーに次の様子が見られないか注意を払ってください。

・消耗し、疲弊し、感情がないように見える。活力や気力を完全に失っている

・何もかも意味がないような、失望した様子を見せる

・自立心に欠け、自分だけでは仕事ができず、明確な指示を必要とする。かつては説明が要らなかった業務も、かなり明確な指示を出すか、マンツーマンで指導することさえ必要になる

・この段階まで事態が進んだことを恥じる感情や罪悪感をしばしば示し、自分やあなたがそれを防げなかったことに対する怒りといら立ちをあらわにすることもある

・自分の仕事にほとんど関係のない状況や結果に対して、個人的責任を強く感じずにはいられなくなる。あるいは、他の人たちに対する感受性がどんどん鈍くなる

・自分を認識できないと言い、自分や他の人たちが見知らぬ人のように感じられると話す

・まったく働けなくなる。記憶力、計画力、判断力など、仕事の遂行に関わる認知力が大幅に低下する

・溶解段階の症状の一部も表れ、さらに深刻化する

燃え尽き段階のスタッフの大半が仕事を休みますが、中には働き続ける人もいます。一部のスタッフや職場にとっては意味があり、受け入れられることかもしれませんが、問題が生じる職場もあります。必要な専門家の支援を受けながら、たとえ時短勤務であっても働き続け、あなたや同僚との接点を保つことが有効な場合もあります。一方で、順調に回復して、「ストレスの階段」のより健康な段階に向かうためには、長期休暇が必要なケースもあります。

多くの場合、病気休暇を届け出ると決めるのはスタッフ本人です。しかし、一部のケースでは、あなたがイニシアチブをとって、休暇か時短勤務を命じる必要があります。パート3では、燃え尽き段階のメンバーの扱い方と、職場復帰の適切な環境づくりに焦点をあてます。その前に、次のセクションでは、燃え尽き段階でも仕事を続けているメンバーがいるときに何をすべきかについて説明しましょう。

燃え尽き段階のスタッフを支援する方法

・あなたと本人が現状について話し合って解決策を見出す必要があると主張します

・できるだけ早く医師に相談し、最善の対処方法について意見を聞くようメンバーに勧めます

・メンバーに対し、あなたと職場が本人にとって一番良い解決策を（仮に病気休暇の取得や時短勤務が必要でも）望んでいることをはっきりと伝えます。病気休暇の取得で合意した場合は必要な枠組みを整備します。たとえば、誰が仕事を引き継ぐのか、誰にその情報を伝えるか、再び話し合う機会をいつごろもつかなどを決めます

・現状を変える方法があることを本人に理解させます。たとえば、本人が抱える仕事の中で、ストレスを強く感じる部分と、それほど感じない部分はどこか確認します

・燃え尽きに関する豊富なカウンセリング経験をもつ心理カウンセラーの支援を仰ぎます

・打ち合わせた内容について誰に知らせるべきか、メンバー本人と話し合います

「ストレスの階段」——複雑な状況のシンプルな地図

パート2では、ストレスを一定の現象ではなく、絶えず変化するプロセスとして捉えたうえで、ストレスという現象の全体像をバランス良く示そうとしてきました。パート2の「ストレスの階段」モデルは、ストレスが黒か白か、0か100かの問題ではなく、健康な状態から、軽微なストレス、重度なストレスへと至る、段階的で微妙な変化を特徴とする現象であることを表しています。ストレス段階の移行は徐々に進行するため、チームはその変化に気づきません。ストレスは、個人、管理職、組織、企業文化のあいだの複雑な相互作用にも関わっています。

メンバーがどのストレス段階にいたとしても、本人がどう感じているのか、健康状態の改善と生産性向上のためにどのような支援ができるのかを、あなた自身が理解することが不可欠です。年次業績評価面接で、「ストレスの階段」の図をテーブルの上にぽんと置き、

「今どこの段階にいますか？」と聞くようなことはしないでください。チームが発するシグナルを観察してストレス・レベルに絶えず注意を払い、何かおかしいと感じたら詳しい事情を尋ねてください。管理職としてあなたが一番やってはいけないのは、何もしないことです。「ストレスの階段」と各段階の説明、管理職としての支援方法の提案を読んで、行動を起こす自信をもってもらえたなら幸いです。

PART 3

職場復帰のプロセスを成功させるために

SUCCESSFUL
RETURN-TO-WORK PROCESSES

職場復帰のプロセスには相当な時間と資源が必要です。すんなり元どおりということはめったにないとしても、努力は必ず報われます。適切な支援の手を差し伸べれば、ストレスに苦しむ人々も、以前のように仕事をこなし、働くことの充実感を取り戻すことができる可能性が十分にあるのです。復帰のプロセスは長期に及ぶかもしれません。しかし、スタッフを解雇して、代わりの新人に仕事を一から教えるよりは、適切な職場復帰のプロセスを整えることに時間と資源を費やすほうが、多くの場合、はるかに合理的だと言えます。さらに、この段階で管理職や組織が適切に対処すれば、せっかく復帰したスタッフが将来再び病気休暇に戻ってしまうリスクを最小限に抑えることができます。

このパート3では、ストレスが原因で病気休暇をとっているスタッフを支援する方法を、段階を追って説明します。チームのメンバーの病気休暇が2、3週間以上に長引く場合に、管理職が取り組むべきことは、次に挙げる4点です。

1. 連絡をとること。そしてそれを続けること!

2. 職場復帰の計画を作成すること

3. 計画を実行に移し、必要に応じて調整すること

4．チームの他のメンバーにも気を配ること

以上4つの手順は、ストレスに苦しむスタッフが、病気休暇から部門の一員として完全に復帰するための非常に重要なプロセスです。ここではこれらのプロセスを首尾よく実行するための具体的なツールと方法を紹介するとともに、また、パート4ではあなたが経験することになるかもしれないジレンマや葛藤についても取り上げます。

4つのプロセスを掘り下げる前に、病気休暇中のスタッフを職場に復帰させることが、なぜ現代のマネジメントの重要な役割になっているのかを考えます。次にストレスが原因で病気休暇をとる人の多くが、休んでいるあいだに何を思い、どのような望みをもち、何に不安を感じるのかを見ていきます。あなたがスタッフの反応を理解し、可能なかぎりそれに対応することが重要になります。まずは、病気休暇をとったスタッフを職場に戻すために手を尽くすことがマネジメントの重要な業務の一部になった理由を考えます。

生物心理社会的な観点から見た病気休暇
――管理職が担う新たな責任の背景

みなさんの中には、スタッフを職場復帰させる管理職の役割の説明に1つのセクションを費やすことに驚いている方もいるでしょう。病気が治れば、スタッフは自然と戻ってくるのではないでしょうか？　数年前まではそうしたものだと考えられていました。ですから仕事を再開できるくらいに回復するまで休んでいいよ、というのが普通だったのです。しかし、もはやそのようなわけにはいきません。

今日、ストレスに起因する病欠からの職場復帰を成功させるためには、この病気を生物心理社会的な側面から理解する必要があります。「生物学的要素」（健康状態、症状の種類、ストレスの度合い）、「心理的要素」（症状があるとしても、本人に職場復帰への意欲があるか）、そして「社会的要素」（疾病手当に関する法律、治療を受けるための順番待ち、職場における機会と障害）が、復帰がうまくいくかどうかを左右するのです。

つまり、スタッフの健康状態が改善したから、あるいは意欲が復活したから職場に復帰できるという単純な話ではないということです。再出社の時期や、復帰を支援するプロセスの成功には、それ以外のさまざまな要素が大きく影響することが、研究によって明らか

職場復帰を左右する４つの領域の要素

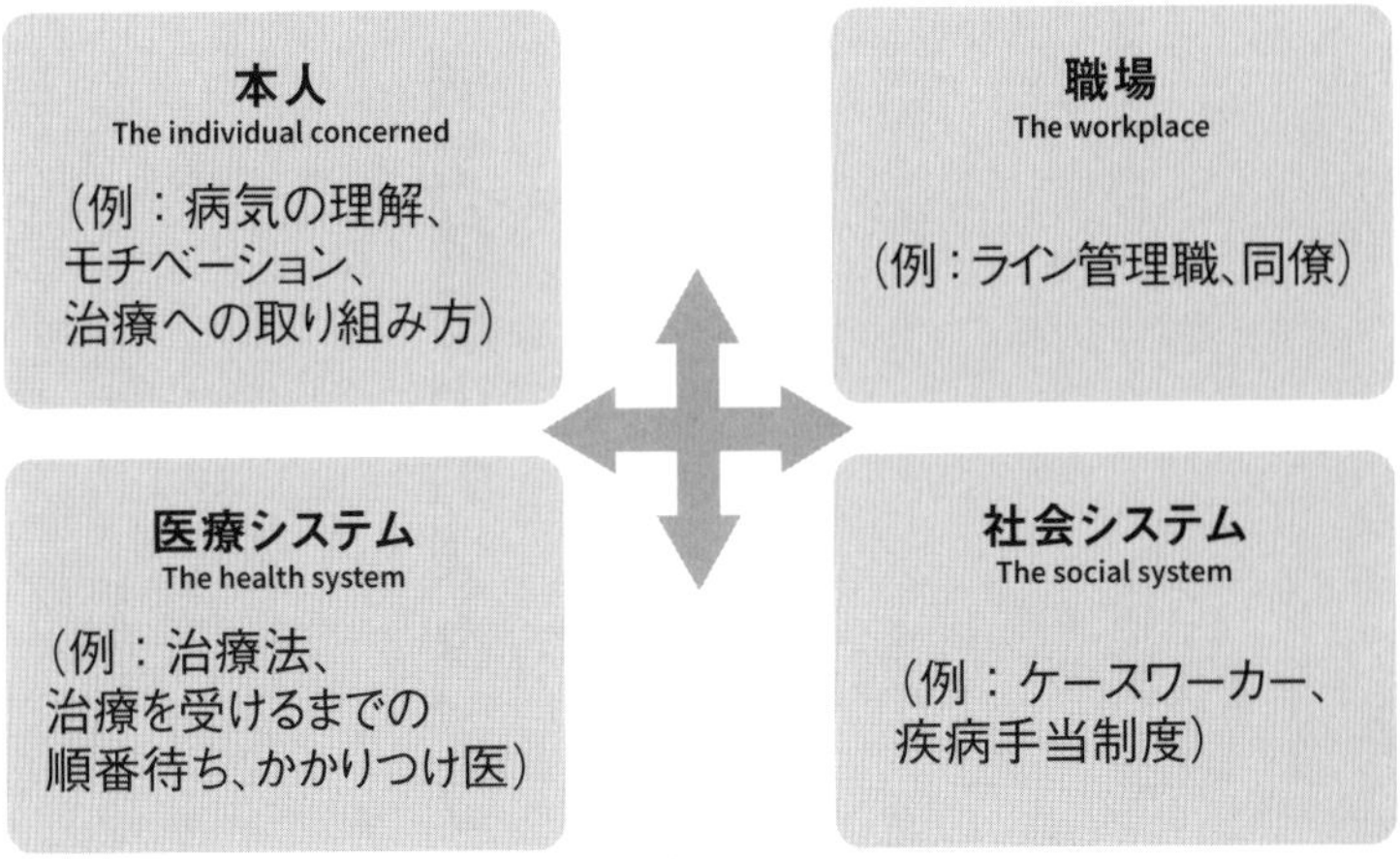

（ボルグ他、2010年）

にされています。そこであなた方、管理職のサポートが必要になってきます。管理職によるスタッフへの対応と援助は、職場がスタッフの復帰の（妨害ではなく）支援を保障することを意味しています。あなたは職場のさまざまな要素にはたらきかけて、状況に応じてそれらの要素を変化させることができる立場にあり、復帰に対応した最善の体制を整えることができます。また、管理職として、復帰したスタッフの労働条件を（ある程度まで）調整することも可能です。さらに、スタッフが重要かつ貴重な人材だということを示し、ぜひ復帰のための準備を整えたいと伝えることで、本人のやる気と自信を引き出すこともできます。

あなたは社会システムや医療システムに対する影響力はもちませんが、職場復帰のプロセスにおいて、地元自治体のケースワーカーや医師など、外部のシステムのスタッフと協力するのは有意義でしょう。

次に、先ほど示した「領域」の1番目である、本人に関する要素を考えてみましょう。ここでは、マリーネの研究プロジェクトを参照し、ストレスが原因で病気休暇をとる人々がどのように感じているのかに焦点を合わせます。

病気休暇中のスタッフの視点から考える

ストレスに苦しむ人々と話をする中で私たちがよく耳にするのは、「足を骨折するほうが、よほどましだったのに」という意味合いの言葉です。ある人は次のように話してくれました。

「実際に足の骨を折った経験はありません。何かの手術を受けたこともありません。でも、そのほうがよかったのに、と思うのです。だってそういうものは治るでしょう。この病気は……それほど簡単ではありません。治るのかどうかもわからないし、治ったとしても、病気によって何が失われたのか、何が壊れたのか、ほんとうのところはわからないのです。この病気を理解して、どの程度の症状か見極め、向き合っていくのは、容易ではありません。あまりにも実態が不確かで漠然としているので、不安にさいなまれるだけです」

ストレスが原因で仕事を休む人々にとって、ストレスで病気になるとはどういうことなのかを理解するのは困難かもしれません。自分の症状や状況を他の人々に説明するのはもっと難しいでしょう。多くの場合、どの仕事ならできて、どの仕事は無理なのか、あるいは復帰に向けて直属の上司にどのような対策をとってもらえばいいのか、具体的に言葉にするのは難しいと感じるようです。休職者の多くは自分の症状が日によって、あるいは時間によって大きく変化することを認めています。ある瞬間にはいつでも再出社できるような気持ちになったとしても、次の瞬間には泣き崩れてしまうという具合です。

ストレスは外からわかりにくい健康問題です。レントゲン写真には写りません。誰の目にもどこが悪いかわかるようなギプスを着けているわけでもありません。あなたとスタッフのあいだにある溝を埋めるため、さらにはスタッフが置かれた状況と心身の状態を理解するためには、言葉を用いるしかないのです。自分について説明する能力には、当然個人差がありますが、管理職であるあなたに寄せる信頼の度合いも、本人が心を開くかどうかに影響し、結果として、適切で持続可能な復職プロセスをつくれるかどうかを左右します。スタッフにとって、自分の気持ちや復帰に向けての要望、期待などを言葉で表すのは簡単ではないことを、あなたが理解していると示すことが重要です。普段は有能で弁が立つようなスタッフでも、調子はどうですか、どんな状況ですか、何が必要ですか、いつごろ職場に戻れると思いますか、といった簡単（だが重要）な質問に答えるのが難しくなるものです。メンバーの状況や体調について完璧に把握している必要はありませんが、本人と協力して有効な復帰プロセスの計画をつくるためには、一定の事実については知っておくべきです。

デンマークの法律は、病気休暇をとるスタッフに対して、その理由を雇用主に伝えることを義務づけていません。そのため、メンバーの病気休暇がストレスに起因するものかどうか、あなたは判断ができません。しかし、私たちの調査によれば、ストレスに苦しむ人々が病気休暇の理由を上司に伝えないのは比較的まれなことです。おそらく他の精神疾患ほど印象が悪くないと考えられているからだと思われます。そうは言うものの、（問題の本質があなたに知らされないままに）メンバーが病気休暇をとったときには、その人の仕事の能力が病気によってどの程度影響を受けていたかを調べ、その人にこなせたはずの仕事と無理だった仕事を理解しようと努力する姿勢が大切です。

ストレスの犠牲となった人々の多くは、そうなってしまった状態と、そのせいで仕事を休むことを恥ずかしいと感じるものです。自分が問題の芽を早い段階で摘み取らず、状態がひどくなるまで放置してしまったことで自らを責めます。

ジークムント・フロイト、アンソニー・ギデンズ（訳者注：イギリスの社会学者。『モダニティと自己アイデンティティ――後期近代における自己と社会』において恥の問題を取り上げている）、リチャード・S・ラザルス（訳者注：ストレスを専門とするアメリカの心理学者）など、多くの心理学者が恥の研究を行なっていますが、彼らによれば、恥ずかしさは私たちの基本的な感情の1つです。私たちは、自分がむき出しにされたと感じたとき、とくに自分のマイナス面や悪いところをさらしてしまったときに恥ずかしさを感じます。また、自分が何者か、自分の存在にどんな意味があるのか、社会の中でどういう立場にあるのか、わからなくなったときにも恥ずかしいと感じます。そのため、私たちの恥の感覚は、自己理解と直接関係しています。突き詰めれば、恥とは、自己理解を構成する物語が不十分だという、そしておそらく間違ってさえいるかもしれないという恐怖感であると言えます。恥は自尊心や自信の対極に位置し、著しく心身を消耗させます。『ストレスと情動の心理学――ナラティブ研究の視点から』の中でラザルスは次のように書いています。「恥は、最も深刻に精神を疲弊させる非常に苦しい感情である。そして最も対処するのが難しい感情でもある」

私たちの多くが、病気で休むことは個人的な敗北だと感じます。自分の能力不足を自ら実感するだけではなく、その無能力さが公に知られてしまうからです。教育分野で働く、ある人が次のように話してくれました。

「病気で休むというのは、ほんとうに、ほんとうに嫌な気持ちになるものです。少なくとも私はそうでした。とてつもない罪悪感にさいなまれました。職場の人々は私に対してけっして親切ではなかったのに、同僚に迷惑がかかっていないかと気になりましたし、子どもたちに影響はないだろうか、保護者はどう思うだろうかと思い悩みました。いろいろな思いが頭の中を駆け巡りました。というのも、『もうだめです。休みます。このまま続けることはできません』と言うことは、ある種の敗北だからです」

前に述べたように、多くの場合、仕事とアイデンティティーは密接に関連しています。したがって、病気休暇はスタッフとしての劣等感のみならず、人としての劣等感を抱かせます。病気休暇をとったある人は、次のように説明しています。

「仕事は私という人間を組み立てるための接着剤のようなものです。仕事を休んでいる今は、自分がつなぎ目から壊れてばらばらになってしまったように感じます。仕事は私のアイデンティティーの一部であり、私自身の一部であり、私が所属する社会なのです」

つまり、単純に職場に戻るのが当面の課題であるとしても、本人にとってはそれ以上の重要性があるわけです。あなたが職場復帰のプランを考え始める際にメンバーと交わす会話は、本人が抱く根本的な存在に関する疑問や、本人のアイデンティティーと能力に対する不安感が見え隠れするものになるでしょう。管理職としてあなたがこのような背景や感情に深く踏み込むことは推奨されない、あるいは適切な対応とは見なされない場合が多いのですが、本人がこうした感情に影響されていることを知っておくことは大切です。

以上の予備知識を備えて、職場復帰の手助けとなる４つのタスクを見ていきましょう。

段階的復帰のために管理職が行なう４つのタスク

このセクションでは、デンマークにおいて管理職が実行するべき４つの事項を１つずつ

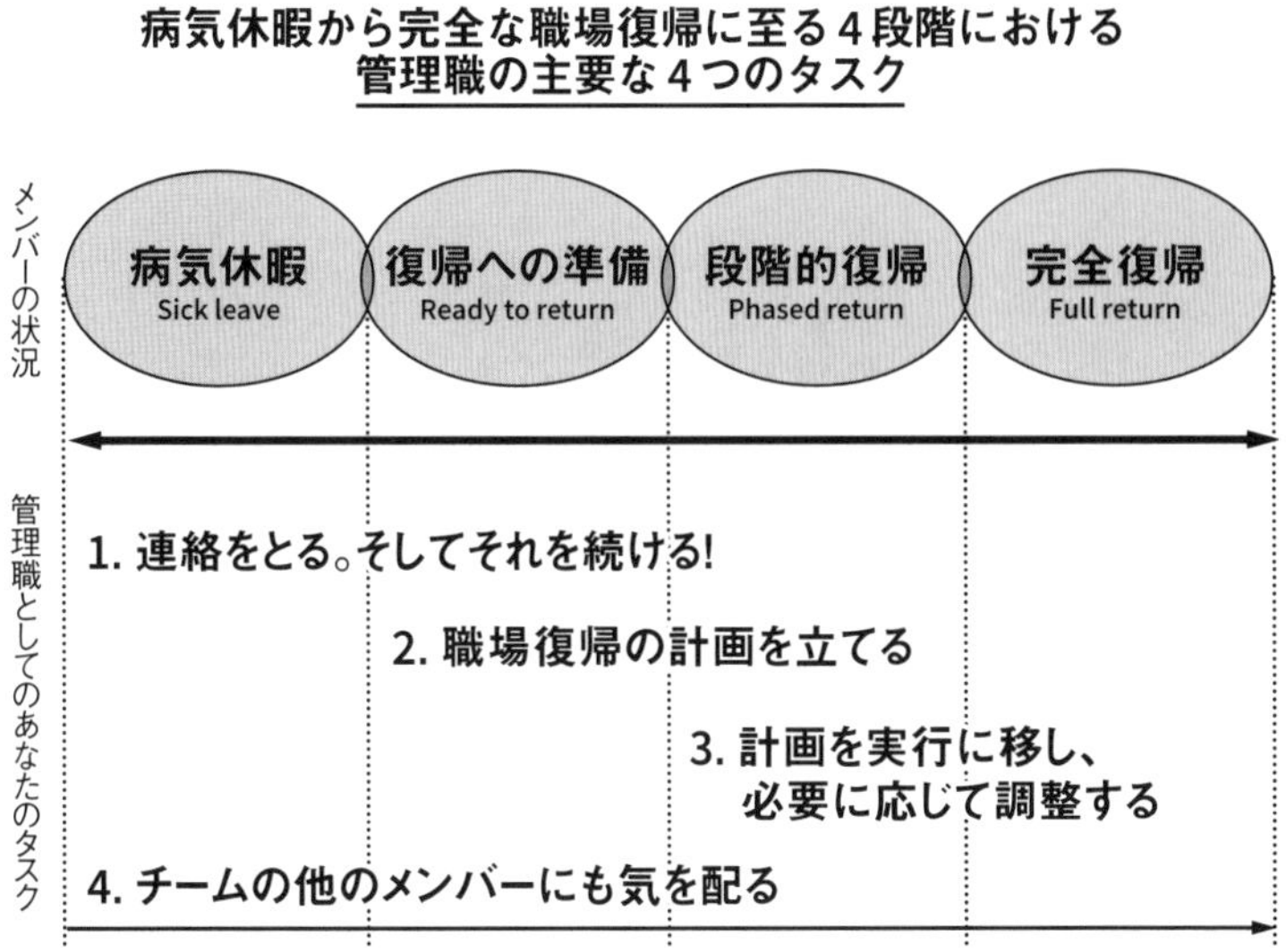
病気休暇から完全な職場復帰に至る４段階における
管理職の主要な４つのタスク
メンバーの状況
病気休暇
Sick leave
復帰への準備
Ready to return
段階的復帰
Phased return
完全復帰
Full return
管理職としてのあなたのタスク
1. 連絡をとる。そしてそれを続ける!
2. 職場復帰の計画を立てる
3. 計画を実行に移し、
必要に応じて調整する
4. チームの他のメンバーにも気を配る

紹介します。それぞれの事項は性質も内容も異なります。いずれも個人の状況に合うように調整することが必要です。次の図は、４つのタスクがスタッフの状態とどう関係し、病気休暇をとったときから完全に職場復帰するまでの段階的な移行とどう関わるかを示しています。

職場復帰のプロセスは必ずしも直線的に進むわけではありません。週を追うごとにメンバーの状態が良くなり、就業時間も着実に増加するというわけにはいかないということです。あらゆる事柄が再発のきっかけになる可能性があり、あなたは時としてメンバーの必要に応じて４つのタスクに修正を加えなければならないでしょう。

職場復帰の成否は、管理職であるあなたが、状況を理解し、プロセスの途中で自らの言動を微妙に調整し、相手に合わせて行動することができるかどうかにかかっています。しかし管理職の感覚だけを頼りにするのではありません。法律の知識も必要になります。本書ではデンマークの法律にも触れますが、詳しくはカバーしていません。規則は時とともに変更され、本書が扱う分野では、瞬く間に情報が古くなってしまうからです。

タスク1
「連絡をとる。そしてそれを続ける！」

タスク1は、スタッフが病欠の電話をしてきた日に始まり、職場復帰の明確な日付を含む復帰計画を完成させるまで続きます。チームのメンバーが病気休暇に入った場合、あなたのするべきことは次の3つです。（1）最初の連絡をとり、引き続き連絡をとり続ける。

（2）そのメンバーをコーヒーを飲みながらの雑談に誘う。（3）4週間以内に、職場復帰のための面談を行なう。それでは、3つの活動について詳しく説明していきましょう。

職場復帰を成功させるカギとなるのは、早い段階にしっかりとした信頼関係を築くことです。とはいうものの、1回目の接触に関しては、どの段階だと「早すぎる」のか、「遅すぎる」のか、あるいは最適なタイミングなのかについて、意見が分かれます。ここでは、自分たちの研究結果と経験に基づいたタイミングを紹介しますが、1つ確実に言えるのは、連絡をとるのはあなたの仕事だということです。ライン管理職として、あなたはメンバーとその状況について最も詳しく知っており、メンバーの仕事内容に必要な変更を加えることのできる立場にあります。企業によっては、HRの担当者が最初の連絡をとる場合もあります。たとえあなたの職場がそうしたシステムを採用していないとしても、もし、病気休暇に入る前の段階で、そのメンバーとあなたとの関係がうまくいっていなかったのであれば、HRの担当者か、メンバーと親しい同僚が最初の連絡者になるのが望ましいでしょう。

最初の連絡をとる

病気休暇中のスタッフと最初に連絡をとるのは、いつごろがいいのでしょうか？　残念ながら、スタッフが管理職からの連絡を好意的に捉え、関心をもって対応できるようになるまでの日数を表すマジック・ナンバーはありません。私たちの経験上、多くの管理職とスタッフは、4日から7日間続けて休んだころに連絡を入れるのが、妥当かつ適切であり、お互いにとって意味のある内容になると考えています。あなたの組織では、連絡をとる時期と方法を規定しているかもしれません。その場合は、その規則に従いましょう。組織の対策は実にさまざまです。病気休暇に関して明確な方針（たとえば、ライン管理職は休暇の1日後、5日後、15日後に対象者に連絡を入れる、など）を定めている組織もあれば、そのような規定はもたず、管理職が各自それぞれのやり方で対処している組織もあります。まったく何もしない組織もあるでしょう。

あなたの組織が連絡の方法に関して正式な規定をもたない場合、スタッフはいつ連絡が来るかとあれこれ考えたり心配したりしていることを忘れないようにしてください。あるいは連絡がなければないで、心配するでしょう。あなたが連絡をとらないと、スタッフは完全に忘れ去られたと感じるかもしれませんし、自分がいなくなってあなたが喜んでいるとさえ思うかもしれません。その一方で、連絡が来ないのは、スタッフが安心して過ごせるようにという、あなたの意図的な判断であり、あなたのやさしさの証しであると、捉える人もいるでしょう。このように、最初の連絡の時期に関する取り決めがない場合、そのタイミングはスタッフの心理に大きな影響を与えることになります。スタッフによっては、あなたが診断書の内容を疑って、ストレスが「本物」か、チェックしたがっているのではと思う人もいるでしょう。あるいは、あなたが自分の状態を気にかけて連絡をくれていると考え、自分は大切にされており、忘れ去られてはいないと感じる人もいるでしょう。つまり、同じ行為であっても、人によって受け取り方が異なるということです。

連絡の時期に関して正式な規則が定められていれば、スタッフは心の準備をすることができ、あれこれ悩むこともなくなります。正式な規則のあるなしにかかわらず、大切なのは、あなたが気にかけていること、あなたも組織も手を差し伸べる用意があることをスタッフに知らせることです。

最初の連絡を入れる前に、あなたがすべきことは、

・組織の方針を調べる

・組織の方針を基準とし、対象となるメンバーに合った方法を選択し、状況について同僚の管理職やＨＲと話し合う

・ストレスが原因で病気休暇をとっているメンバーとの最初の連絡は６日以内に行なう

あなたの会社が大企業で、職場復帰プロセスの開始時期に関して定まった方針をもたない場合は、あなたとチームが協力して新たにつくることをお勧めします。他の管理職たち

と、この件について話し合い、その人たちと協力して共同ガイドラインをつくるのも良いアイデアだと言えます。とはいうものの、ガイドラインはある程度、融通の利く内容にすることが重要です。最終的には、スタッフに関するあなたの知識と状況に照らし合わせて、あなたの判断でプロセスを進めるべきです。

電話、ショートメッセージ、メールなどのうち、最初の連絡方法はどれを選択するべきでしょうか？　たいていの場合、医師や心理カウンセラーはスタッフにメールを見ないようにと助言します。確かに適切なアドバイスなのですが、あなたがメールを送っても読んでもらえない可能性が高いということです。電話をかけるのが最良の選択肢です。メンバーが実際にどんな様子でいるのか察知しやすいですし、のちの話し合いに向けての重要な足掛かりとなります。

管理職の中には、メンバーが電話でどのような反応を示すだろうかと心配する人もいます。泣き出すだろうか？　怒り出すだろうか？　そもそも話ができる状態なのだろうか？　泣き出したらどう言えばいいのだろう？　こうした懸念が生じるのは当然です。あなたは未知の領域にいて、メンバーとともに進むべき道を模索しなければならないのです。けれども、この状況は、あなたが管理職として別の顔を見せる機会でもあります。チームの会議などで見慣れたあなたとは大きく異なる側面を見せるチャンスです。当該メンバーが1日の始まりの時間をゆっくり静かに過ごせるように、10時まで電話は控えましょう。ストレスに苦しむ人々は深刻な睡眠障害に陥ることが多く、1日のうちで、朝が最も辛い時間なのです。

最初の電話は10分から15分程度がいいでしょう。次の項目を含めるのを忘れないようにしてください。

1. 気分はどうかと尋ねます

2. あなたが味方であること、状況を理解していること、近いうちに、あるいは望ましいタイミングで仕事に戻れるように、持続できる適切な解決策を見出したいと思っていることを伝えます

3. 今この時点で役に立てることはないか尋ねます

4. 場合によっては専門家の支援を受けることを勧めます。あなたの職場が健康保険組合に加入しているならば、スタッフは無料で心理カウンセリングを受けられます。あるいは、あなたの部門の予算から費用を出すという方法もあります。メンバーに、かかりつけ医を受診するよう提案してみましょう。多くの医師は、職場やスタッフと協力して患者を職場に復帰させるのに必要な経験を豊富にもっています

5. 仕事は同僚たちがカバーしてくれているので、今は自分のことだけを考えて体調の回復に努めるようにと伝えます

6. 本人の様子がおおむね落ち着いているようであれば、担当していた仕事の中でとくに注意を払う必要がある部分や、特別な配慮が必要な顧客などについて尋ねておきます

症状が重い場合には、最初の電話で面談の予定を決めるのは時期尚早かもしれません。その場合には、次に話をする時期だけを決めて電話を切るという選択も必要でしょう。肝心なのは、たとえば2週間後にまた電話をするなど、常に次の会話の時期を決めておくことです。

職場でコーヒーを飲みながら雑談をする

メンバーが少し落ち着いてきたら、職場でコーヒーでも飲みながら軽く話をしよう、自分にも同僚たちにも顔を見せてほしいと誘います。職場への訪問で、あなたはメンバーの精神状態をよりよく知ることができます。何よりも、再び職場に足を踏み入れることによ

って、メンバーは復帰への道中にある非常に高いハードルを跳び越えることになります。多くの人にとって、職場訪問は難関であるからです。

このような訪問は、管理職にとって、神経をつかう、あるいは緊張を強いられる場面です。おそらくメンバーが病気休暇に入ってからはじめて顔を合わせることになるわけですから、いろいろな思いが湧いてくるでしょう。どんな様子だろうか？　以前のように私と話ができるだろうか？　どの程度まで踏み込んで尋ねていいものだろうか？　私たちの経験では、このようなカジュアルな訪問においては、たいていの場合、いったん話が始まるとごく自然な流れで会話が進みます。最善の対処の仕方は、スタッフが発するサインを見逃さないようにして、それに反応することです。もしあなたが聞きたいのであれば、次のような質問をしてみましょう。

・また職場に来てみて、どう感じますか？
・今日ここに来たら、してみたいと思っていたことや話したいと思っていたことがありますか？
・少しずつでも確実に快方に向かっていると思いますか？　どんなものが回復に役立っていますか？

・次に話をするのはいつごろがいいですか？　どういうかたちで話すのがいいですか？　職場に来ますか、それとも電話で話すほうがいいですか？　また職場に来られるようであれば、それが一番だと思うのですが

職場に来て、メンバーは間違いなくとても神経質になっているか、少なくとも非常に緊張しています。次のような具体的な事柄をあらかじめ決めておくといいでしょう。

・入口か受付で出迎えて、一緒にオフィスに来るようにするかどうか
・あなたのオフィスで会うか、それとも別の場所がいいか
・2人だけで話すか、それとも同僚の1人に同席してもらうのがいいか
・同僚にあいさつしたいと思っているか、それともまだ無理か。無理なようであれば、別室を用意して、他のメンバーに出会うリスクを最小限に抑える

職場復帰のための面談

デンマークの法律では、スタッフの一員が長期の病気休暇をとっている場合、管理職はある時点で、スタッフと正式な面談の場を設けなくてはなりません。2010年以降は、病気休暇に入ってから4週間以内に職場復帰のための面談を行なうことが求められています。管理職として、面談を設定し、実行することはあなたの義務なのです。職場復帰のための面談を行なう目的は、あなたとスタッフが一緒になって、本人が復帰できる状態まで十分に回復しているかどうかを見極め、復帰の時期を検討し、可能なかぎりスムーズな復帰にするために必要な支援を考えることにあります。職場復帰の面談の最中に、スタッフの病気の詳細について質問することは禁止されていることに注意してください。

カジュアルな職場訪問が実現できず、病気休暇に入ってからはじめて会うのが復帰の面談になる場合もあります。多くの場合、スタッフは面談の直前の日々を、緊張と不安でいっぱいになりながら過ごしています。けれども、穏やかな明るい雰囲気の中で面談が行なうことができたら、復帰のプロセスにおける重要なターニングポイントになるでしょう。

スタッフの状態によって、復帰の面談の内容は大きく異なります。あなたと本人で、段階的な職場復帰のためのきわめて具体的な計画を作り上げるケースもあれば、本人の状態が思わしくなく、「いつ」「どのように」職場に復帰できるかについて話ができる段階ではないというケースもあります。そういう場合は、職場を、戻っても安心して過ごせる場所だと従業員が感じられるようにすることと、残りの病気休暇の期間中の枠組みをつくることに焦点を合わせるべきです。本人にとって職場に出向くことが荷が重すぎるようであれば、たとえば、カフェなどの無難な場所で面談を行なうことも考えられます。

次のセクションでは職場復帰に向けての面談を実施するための最良の方法について考えます。面談が充実したものになるかどうかは、しっかりとした準備ができているかどうかにかかっています。常に、以下の2点を心に留めるようにしてください。

1. 事前の準備——面談に先立って、あなたは何を行ない、何を調べておくべきか

2. どのように面談を進めていくか

面談の準備

事前に、面談の期日と概要をメールで知らせておくと、双方とも助かるでしょう。あなたからメンバーに電話をかけて、メールを見るように伝えておくことをお勧めします。そうすることでどちらも気分的に楽になります。チェインバーズ・ボーエンが言うように「大枠がわかっていれば不安は最小限に抑えられる」のです。面談がどのように行なわれるのかがわからないと、不安と心配が生じますが、あらかじめ枠組みが見えているとその

ような懸念は解消されます。関係するすべての当事者に面談の内容と時間枠を周知させたら、その後は面談の準備を整えることと、面談中はメンバーの助けになることに全力で取り組みましょう。

次に紹介するのは、事前に送るメールのサンプルです。あなた自身のコミュニケーションのスタイルやメンバーとの関係に即して、適宜修正を加えてください。

親愛なるスティーネ

先日は電話でお話しできてよかったです。その後体調はいかがでしょうか。木曜日には面談でお目にかかれるのを楽しみにしています。

電話でもお伝えしたとおり、今回の面談の目的は、今後の復帰に向けて、あなたの現在の体調や希望、要望について、より詳しいお話を伺い、今の状況について一緒に考えることにあります。また、あなたの体調の回復と職場への復帰を支援するための計画もつくりたいと思っています。面談は1時間の予定です。

当日は次のような内容について話し合いたいと考えています。他にも話し合うべき事項があればお知らせください。

・近況報告——今の体調について

・職場復帰の計画
・復帰までのスケジュールについて
・やりたい仕事とそうでない仕事について
・同僚や私はどのように支援するべきか
・同僚や仕事のパートナーに伝えるべきこと

あなたが必要だと思うならば、立会人に参加してもらってかまいません。第三者の存在が有益な場合もあります。

それでは、あなたの職場復帰に向け、とり得る選択肢と計画について話し合う機会がもてることを楽しみにしています。

敬具
リーネ

メールに立会人の参加を認める内容が含まれていることに注意してください。第三者に同席してもらい、あとで面談について話し合うことができるようにしたいと感じる人もいるからです。前にも述べましたが、ストレスに苦しむ人々にとっては、面談の内容を詳細に記憶したり、長時間集中したりするのが難しい場合があり、そういう際には第三者の存在が貴重なものとなります。配偶者や友人を連れてくる人もいれば、HRの幹部や労働組合の代表者を連れてくる人もいます。

双方にとって有益かつ建設的な面談を確実に実現するためには、あなたの事前準備が重要です。会議に追われる多忙な日々の業務にこのタスクを加えるのは容易ではないでしょうが、あなたが準備に費やす時間は価値のある成果をもたらします。

次に挙げる資源を利用しましょう。

・（存在するならば）HR。病気休暇の最中と復帰後に、HRのスタッフはどのようにあなたとスタッフをサポートできますか？　段階的な職場復帰に関してHRはどのようなノウハウをもっていますか？　要望があればHRからスタッフの付添人を出すことができますか？

・相談できる相手。管理職の同僚の中に、職場復帰のための面談を実施し、スタッフを復帰させた経験をもつ人がいますか？　あなたの組織はどのような経験を蓄積していますか？

・地元自治体。地元自治体が経済的な援助やサポートを提供している場合があります。たとえば、メンタリング・プログラム、部分的職場復帰のプログラム、個人的支援などのサポートを行なっているかもしれません。詳しくは「地元の自治体は何らかの支援を提供しているか？」のセクション（２４５ページ）を参照してください

・あなた自身の経験。あなたはどういう立場にいますか？　スタッフが病気休暇に入る前、あなたとスタッフの関係はどのようなものでしたか？　あなたはメンバーが病気で休んでいる事実に同情していますか？　それとも理解しがたく、受け入れがたいと思っていますか？　あなたが、メンバーと現状について自分の感情を整理して分析することは大切です。メンバーがストレスに悩んでいる状況に関してあなたが心に抱く否定的な感情や疑念はすべて横に置いてください。信頼の欠如は面談の雰囲気を悪くし、復帰のプロセスに悪影響を与えます。あなたの疑念は捨てて、メンバーを信頼する努力をしてください。その結果にあなたはきっと驚くはずです

面談の準備を本番でメンバーの助けになる方法の1つと考え、メンバーの質問に対する答えや、こちらから提案するアドバイスがより具体的な内容になるようにしましょう。

ツール 職場復帰のための面談の構成を考える

パート2で紹介した対話のモデルは、職場復帰のための面談の構成を考える際にも役立ちます。面談の構成と内容は次のように表されます。

1．枠組みの設定

面談の枠組みと目的について一とおり説明することから始めましょう。

・今日あなたに来てもらったのは、あなたの今の状況と職場復帰に対する気持ち、とりわけ私や会社がどのようにあなたの力になれるかについて話し合いたいと考えたからです。この面談では3つの内容を扱いたいと思っています

・まず、あなたの今の状況と気持ちを聞き、いつか職場に戻ることについてどう考えているかについて話し合いましょう。自分にできると思える仕事はありますか？
・次にあなたの回復のために私たちに何ができるかを考え、前に進むための適切な計画をつくりたいと思います
・最後に、これから何をしていくかを具体的に決めて、次の面談の日程を設定し

面談のダイヤモンド

1　枠組みの設定

なぜこの面談を行なっているのか?
何について話し合うのか?
面談の時間はどれくらいになるか?
面談後はどうなるのか?

2　スタッフの現状と復帰への準備

調子はどうか?
職場に復帰することについてどう思うか?
復帰までどれくらいの期間が必要か?
あなたを支援するために何ができるか?
(職場が提供できる支援について
メンバーに伝える)

3　選択肢

シナリオ1：メンバーは職場復帰の方法について話し合う準備ができている。「職場復帰の計画を立てる」の項からスタートする。

シナリオ2：メンバーはまだ職場復帰について話し合う準備ができていない。病気休暇における明るい前向きな要素に焦点をあてる。支援の意思を伝え、実行する。

4　合意

双方で合意に至った内容は何か?
次のステップとして何をするか?
次の面談をいつにするか?
どのような形式の面談にするか?
面談をしてみてどのように感じているか?

ましょう

・この内容についてどう思いますか？　他にも話し合ったほうがいいと思うことがありますか？

2.スタッフの現状と復帰への準備

モデルとして紹介した質問事項は、本人の気持ち、職場復帰についての思い、取り組める業務について話し合えるように考えられたものです。これらの質問に対する反応は人それぞれで、感情的になってしまうスタッフも少なくないでしょう。管理職としてあなたが覚えておくべきなのは、溶解や燃え尽き段階にある人々は、情報を誰といつ共有するかの判断において、普通の人とは異なる基準をもつことが多いということです。

つまり、あなたは面談において、困難な話題を提供するという特別な責任を負わなければいけません。しかし、同時に、スタッフが後々後悔することになるようなレベルまで深入りしてはいけません。場合によっては、本人が自分の状況と体験について話すことに熱中してしまって、管理職とスタッフという力関係の本質を忘れているようだと感じたら、話を途中で遮ることも必要でしょう。普通の状態であればあなたには話したくないだろうと思えることまで話してしまわないように気を配ることが大切です。たとえば、スタッフが、ノーと言えない自分の性格を子ども時代の辛い経験に関連づけようとする場合や、感情的になりすぎて夫婦間の問題を打ち明けてしまう場合などがあります。そのような際には、メンバーの話したいという要望に理解を示し、話をすることは重要で問題の解決に役立つと認めたうえで、そのような内容を打ち明ける相手は自分ではないと伝えます。自分にはそうした話を受けとめるだけの度量がないと言い、困難な状況に陥った人々が管理職にあまりにも多くのことを打ち明けてしまって、あとで後悔することも多いと伝えましょう。配偶者や友人など、そういう話ができる相手がいないか尋ね、専門的なアドバイスが必要なら心理カウンセラーやかかりつけ医を訪ねるよう勧めます。

3. 選択肢

・**シナリオ1**：メンバーに復帰の具体的なプランについて話し合う準備ができている場合、「タスク2：職場復帰の計画を立てる」のセクション（222ページ）に進む

・**シナリオ2**：メンバーの状態が思わしくなく、当面は職場復帰について話すのは不可能だと思われる場合

メンバーの状態が、職場復帰の時期と方法について話ができる段階ではない場合、また、冷静さを失ったり、精神的に疲れたりしている場合には、メンバーと良好な関係を築くこ

とを優先させます。メンバーが休んでいるので職場の人々がさみしがっていること、メンバーが部門にとって重要な人材であること、あなたも職場も柔軟に対応し、支援する用意があることなどを伝えます。本人が外部の支援を利用しようとせず、そういう発想に抵抗を示している場合には、セラピストに話を聞いてもらってほんとうに良かったと思っている人もいると伝えましょう。病気休暇の残りの期間についても適切な枠組みを決めておきます。この枠組みには、本人が自分の仕事は問題なくカバーされていると安心できること、あなたとメンバーが、職場復帰が望ましく、実現可能であるという認識を共有していることなどが含まれます。最後に、忘れてならないのは次の事項です。

1. お互いに連絡をとり続けること
2. 場合によってはずいぶん先になってしまうとしても、次に話し合う日程を決めること

こうした枠組みを決めておくと、その後の予定が明確で予測可能なものになり、確実なものになり、スタッフに安心して回復に努める余裕が生まれます。

4. 合意

面談が終わったら覚え書をつくります。今後の予定に重点を置いて作成し、面談の内容について双方が確認できるよう、メンバーに送ります。デンマークでは特定の情報についてジョブセンター（訳者注：デンマークの公共職業安定所。日本のハローワークにあたる）にも提出する必要があります。

FACT BOX

ジョブセンターに情報を提供する

デンマークでは、雇用主は特定の情報を地元自治体に提供しなくてはなりません。独自の様式でも、スタッフが病気休暇に入ったときに雇用主が地元委員会に提出を義務づけられている様式でもかまいません。これは、スタッフが病気休暇に入ってから8週間経過したあとは、地元自治体のジョブセンターが責任をもって対処することになっているためです。雇用主からの情報があると、自治体はより迅速かつ効果的に支援を進めることができます。提出した書類に記載された内容について、職場が法的に拘束されることはありません。

雇用主が提供する情報は、面談の日付、病気が8週間以内に治癒するか、それ以上の期間が必要かに関するスタッフ本人の判断、および病気が治癒する以前であってもパートタイムで仕事を再開できる可能性があるかどうかの3項目です。場合によっては、病気の治癒に8週間以上かかるかどうかの判断は難しいかもしれません。

この情報は、virk.dkを利用するか、プリントアウトした書類として提出します。書式はwww.virk.dkとams.dkの2つのサイトから入手できます。

上記の内容はデンマーク語を翻訳したものであり、原文はデンマーク雇用省労働市場局（National Labour Market Authority）から2010年に出された「従業員が病欠の連絡をしてきたら――新しい機会と義務」という冊子に掲載されています。冊子には、診断書、雇用維持計画書、就労適性証明書に関する情報も含まれています。

職場復帰はいつごろが適切か

あなたもメンバーも、職場復帰の時期について話をしたいと思うでしょう。残念ながら、そう単純に話が進むわけではありません。

病気休暇中の人々にとって、いつごろ職場に復帰できるかを判断するのは難しい場合が多いのです。メンバーは、心理カウンセラー、医師、ケースワーカーなど、さまざまな人々から異なるアドバイスをもらっていますし、症状の深刻さも日によって変わります。復帰の時期の判断は、あなたや職場の寛大さや柔軟性を、本人がどのように捉えているかにかかっています。あなたは週に37時間、フルパワーで働くことを期待していますか？それとも、週に3日間、合計で5～10時間働いてくれればいいと考えていますか？

私たちが一般的に推奨するのは、職場復帰のプロセスが始まるまでに、次のような条件がそろっていることです。

――メンバーが、溶解の症状をいくつか残すものの、過熱の段階まで回復していること。あなたの部門と組織が非常に寛大であるならば、早期に復帰したいと願うメンバーを例外的に受け入れることも可能です

――メンバーが一定の睡眠パターンを取り戻し、最低6時間の睡眠を少なくとも1週間継続できていること。睡眠不足は、よく見られる深刻なストレス症状であり、

職場復帰を考える前に対処しておくことが大切です。復帰してから睡眠障害が悪化すると、メンバーは復帰計画どおりに進むことができなくなるか、最悪の場合、再び病気休暇に入ってしまう可能性があります

――最も深刻で重篤なストレス症状（たとえば、胸痛、極度の疲労、自分の病気は克服不可能なものだという考え）が、少なくとも2週間まったく見られないか、明らかに緩和されていること

――メンバーが職場を訪問し、同僚やあなたとやり取りすることができること

――メンバーがあなたとの会話に集中し、論理的な受け答えができること

――メンバーが（たびたび）発作的に泣き出したりしないこと

――メンバーが自分の担当する仕事を適切にこなせること

――管理職として、あなたが、メンバーの職場復帰をサポートし、時間配分に気を配り、復帰プランが実行されていることを確認するための時間と資源を確保していること

――あなたの部門やチームが（とても）大きな変革のプロセスの渦中にあって、あなたはその事態に集中しなければならず、メンバーも積極的にそれに参加しなくてはいけないという状況ではないこと。もしそうならば、たとえメンバーがそこに加われるように見えても、1週間か2週間、復帰を先に延ばすほうがよいでしょう

職場復帰のタイミングは、本人の個人的感覚や症状の程度だけを根拠に決められるわけではないことに注意してください。あなたと職場が、しっかりとした復帰の枠組みと、メンバーに合った適切な仕事を用意できるかどうかも同じくらい重要です。

復帰の前に、メンバーが完全に病気から回復しているように見えたとしても、その見立てが現実的かどうか、本人と話し合う必要があるでしょう。研究によれば、多くのスタッフは、復帰後も相当長い期間にわたって、何らかの残存症状が見られたり、仕事をこなす能力がやや落ちた状態が続いたりするようです。また、職場に戻ると、いくつかのストレス症状が再発する可能性もあります。しかし、残存症状が早く消失することは大事ですが、そうした症状があるからといって復帰を考えないのは合理的ではありません。完治した状態での復帰を期待しているわけではないとメンバーに伝えるのは良い考えです。あなたとメンバーが共同で、状態に応じた具体的な計画をつくるのは、まさにそのためなのです。この作業を通じてメンバーは安心感を得られます。復帰のプロセスには時間がかかると、あなたが認めていることがわかるからです。白黒はっきりつけるやり方、つまり、まったく仕事をしないか、フルタイムで初日から全力疾走するか、本人がどちらか選ばなければならないような妥協のない結論を導かないことが大切です。仕事に復帰して、社会的に重要な役割を果たしたり、専門的な仕事をこなすことによって、気分が落ち着いたり、自信を取り戻したりする人が多いとメンバーに伝えるのもよいでしょう。

デンマークでは、スタッフの作業能力や、仕事の向き不向きを具体的かつ専門的に評価したい場合、かかりつけ医に「就労適性証明書（fit-to-work certificate）」を作成してもらいます。デンマークの管理職は、短期であれ、長期であれ、あるいは再発した病気休暇であれ、その期間中、いつでもこのような証明書を要求する権利をもっています。就労適性証明書については、次のファクトボックスで説明します。

FACT BOX

デンマークの就労適性証明書

就労適性証明書は2つのパートに分かれています。

1. 最初のパートは、病気休暇中のスタッフと、あなた（管理職）と、もし組織にあるならばHRの担当者が共同で完成させます。重点を置くのは、スタッフの健康状態を考慮したうえで従事できる仕事とできない仕事を具体的かつ詳細に特定することです。また、復帰した時点でスタッフに勤務可能な時間数の提案も含まれます

2. 第2のパートは、第1のパートに基づいて、スタッフのかかりつけ医が、本人

と一緒に完成させます。かかりつけ医は、フルタイムかパートタイムかなど職場復帰の条件を選択し、スタッフの作業、役割、他のスタッフとの交流、勤務時間などに関して必要な調整を判断します。多くの場合、このような調整をどれくらいの期間にわたって継続するのが望ましいかについても医師が判断します。場合によっては、職場復帰について考えるまでにはもっと期間をおいたほうがよいと診断するケースもあるでしょう

就労適性証明書の費用は雇用主が支払うことになりますが、私たちの経験に照らしても、証明書の作成は費用に見合う価値があります。雇用主として、あなたにはスタッフに対して証明書の作成を求める法的な権利がありますが、一番いいのは、すべての当事者が自ら進んで積極的に作成に参加することです。より詳しい情報や証明書のダウンロードが必要な場合はwww.star.dkにアクセスしてください。サイトの情報は、デンマーク労働市場庁（the Danish Agency for Labour Market and Recruitment）（訳者注：前出のデンマーク雇用省労働市場局（National Labour Market Authority）が２０１４年に改編されてできた後継組織）により定期的に更新されています。

あなたと会社にはどれくらいの忍耐力があるか

どんな組織にも、職場復帰に関する決定を行なうに際して、考慮しなければならない事情が存在します。スタッフが完全に復帰できるようになるまで待てる余裕をあらゆる組織がもっているわけではありません。日々の営業や生産活動のほうが優先順位が高いからです。無益な解雇をしなくても済むように、会社としては復帰のプロセスを速く進めたいかもしれません。

最も寛大で理解のある職場であっても、ある時点に達すると、他のメンバーや財務部門、あるいはライン管理職に対して、長期にわたる病気休暇を正当化するのが困難になります。また、休んでいるスタッフが経験豊富な、人々に愛される人物か、あるいはそれほど重要でない役割を担う、経験の浅い新人かによって、あなたの忍耐力の限度が変わってくるかもしれません。あなたと、同僚、会社では、病気休暇中の人物への理解の示し方も違ってくるでしょう。休む前のスタッフがたびたび同僚たちと言い争うような関係であったなら、同僚たちの忍耐力も、段階的な職場復帰において非常に重要なポイントとなる周囲のサポートも、きわめて得がたいものになります。この点に関しては、「同僚との接点と関わり方」のセクション（236ページ）でより詳しく取り上げます。

一般的に、あなた自身の上司とHRには、職場復帰の進捗状況と復帰までの予定を報告し続けることが重要です。また、どの時点で解雇について考え始めるべきかについても、上司やHRの意見を聞く必要があります。当然ながら、この種の情報は当事者であるメンバーと共有するべきではありません。しかし、長引く復帰プロセスが行き詰まったとき、つまり、メンバーの症状が回復せず、就業可能な時間数が伸びないような場合には、きわめて真剣に解雇の可能性について考えざるを得なくなります。

とはいうものの、あなたと組織が、忍耐強く個々のメンバーに合った現実的な復帰計画を作成すれば、解雇に至ることは非常にまれです。次のセクションでは、あなたとメンバーが協力して職場復帰の計画を立てる方法を詳しく説明します。

タスク2「職場復帰の計画を立てる」

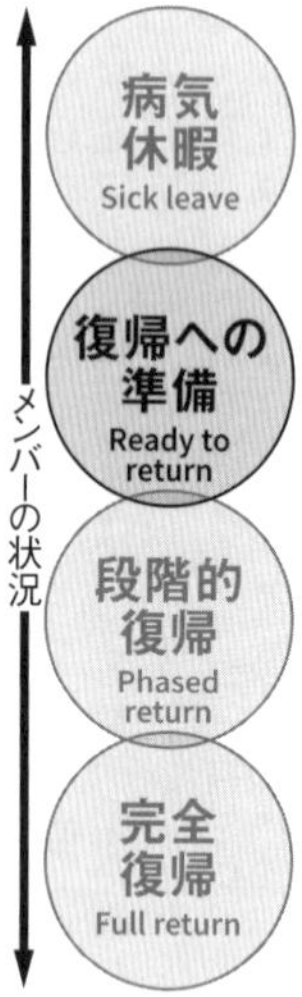

段階的な職場復帰を考えられるくらいまで回復したら、あなたはメンバーと一緒に復帰のための詳細な計画を作成することになります。計画はお互いに顔を合わせてつくっていくのが最善です。打ち合わせの時間は1時間ぐらいにします（午前10時以降の時間帯に設定することを忘れないようにしてください）。計画は、双方が書き込んだり、書き直したり、追加事項を記入したりする流動的な内容になります。メンバーの状態とあなたの部門の状況に適した内容にするためには、次の6点において合意を形成する必要があります。

1. 復帰の日付と就業時間
2. 仕事内容
3. 同僚との接点と関わり方
4. 仕事をする場所
5. 情報の公開：誰にどのような情報を伝えるか。また誰から伝えるか
6. 経過の観察（タスク3で詳述）

できるだけ現実的な計画を作成するために、職場復帰についてメンバーがどのように考えているか、2人で確認するところから始めます。たとえば、以下のような質問から打ち合わせを始めましょう。

・職場復帰について、あなたはどのように考えていますか？
・とくに心配な点はありますか？
・とくに楽しみにしていることや、してみてもいいなと思えることはありますか？

・今、どのように感じていますか？
・今、ストレスの影響をどのように受けていると感じますか？
・病気休暇に入ったときと、今日では何か感じ方が違いますか？　以前よりやりやすくなったこと、あるいは、難しくなったことは何ですか？　今でもたいへんだと感じることは何ですか？　あなたに合った職場復帰計画をつくるにあたって、とくにどういう点に配慮してほしいと思いますか？

・計画を作り始める前に、私が知っておくべきことが他にもありますか？

職場復帰計画表

テーマ	合意 2016年2月5日	合意 2016年5月10日	合意 2016年5月24日
就業時間			
仕事内容			
同僚との接点と関わり方			
仕事をする場所			
情報の公開			
経過の観察			

・仕事、部門、あなたの職務に関して、こんな点が変われば復帰しやすいだろうと考えていることはありますか？

ここから、それぞれの項目について詳しく考えていきましょう。計画をつくっていく段階では、次に示すような簡単な表を利用することをお勧めします。こうした表を利用すれば、決定事項を更新していくことができます。面談の開始時に、このような表をメンバーに示しておくと、話し合う内容が相手にもわかります。

前述の就労適性証明書を利用してもいいでしょう。証明書は、その時点で専門家によって評価されたスタッフの能力を、あなたと本人に伝えるものです。上記の表は、双方が合意した事項を、時間を追って整理することができるので、どちらにとっても大いに役立ちます。では、それぞれの項目について考えていきましょう。

就業時間

ストレスが原因で病気休暇に入ったスタッフを職場の戦力として復帰させるためには、段階的な職場復帰が必須であることは、さまざまな研究結果を見ても明らかです。就業時間を決めるにあたっては、以下のような条件が経験則となっています。

- 週を追うごとに、徐々に時間数を増やしていく。時々、調整が必要となる場合もあることを忘れないように
- 最初の1週間は、時間数を制限するほうがよい
- 打ち合わせは午前9時以降に設定する（さらに遅い時間が望ましい）

・決めた時間にきちんと退社することの重要性を強調する。たとえ、部門が忙しい状態であっても退社する！
・最初の数週間は、週休2日にするよう検討する
・復帰後の早い段階で、同僚と昼食を共にすることが可能か、あるいは望ましいか、話し合っておく

段階的復帰のあいだ、各週の就業時間とその振り分けが確認できる予定表をつくりましょう。こうした予定表があると、全体的な計画がわかり、自分の働ける時間が増えていくのが目に見えて、回復を実感することができます。しかし、中には、最終段階、たとえば37時間が、まったく非現実的だと考えるスタッフもいることを忘れないようにしてください。予定表の時間数は状況次第で増減するということを強く言い含めてください。

私たちの経験では、ストレスによる症状が重く、病気休暇の期間が3カ月以上に及んだスタッフに対しても、この予定表は良い効果をもたらしました。症状がより軽いスタッフであれば、さらに早い段階で就業時間を増やすこともできるでしょう。メンバーが予定表をどのように捉えるかは、本人の健康状態、病気休暇の期間の長さ、職場の寛大さと忍耐

就業時間の増加計画表

週	月曜	火曜	水曜	木曜	金曜	合計
1-2	2	R	2	R	2	6
3-4	2	R	3	R	3	8
5-6	3	4	R	4	3	14
7-8	4	5	3	5	4	21
9	5	6	5	6	5	27
10	6	6	6	6	6	30
11	6	7	6	7	7	33
12	7	7	7	7	7	35
13	7.5	7.5	7.5	7.5	7	37

Rは、休息・回復日、あるいは医師や心理カウンセラーの予約日などを表す。

力に左右されます。

私たちの経験では、とりわけ最初のころは用心深く進めることが大切です。あなたがこれくらいならスタッフもこなせるだろうと思うペースよりも、若干緩やかに時間数を増やしていきましょう。状況は日々変わりますし、スタッフも職場も無理をする必要はありません。ところが、時として管理職とスタッフがあまりにも慎重になりすぎ、双方にとって必要以上に計画を長期化させてしまうケースも見受けられます。つまり、就業時間は多すぎても、少なすぎても逆効果だということです。そのためにもフォローアップ・ミーティングを行なって、時間数は適切か、あるいは、増減させるべきかについて話し合う必要があるのです。

スタッフや部門が交代勤務制をとっている場合、就業時間を決めるのはより難しくなります。ストレスに苦しむ多くの人々にとって、睡眠障害は最後まで消えない症状であることが多いのです。職場に復帰した直後に、メンバーが睡眠不足に陥らないようにすることが重要です。最初の数カ月間は、メンバーの就業時間が必ず標準的な勤務時間帯に収まるようにしてください。メンバーの状態が安定してきたら、必要に応じて徐々に標準外の時間帯での勤務を取り入れてもかまいません。ただし、予定表に則《のっと》った勤務がメンバーの睡眠の質に（過剰に）悪影響を及ぼしていないか、定期的にチェックすることを忘れないようにしてください。

次のような点についてメンバーと話し合いましょう。

・就業時間に関して、あなたが最も重視するのはどういう点ですか？
・最初の1週間は何時間くらい勤務したいですか？　それはどの時間帯ですか？　最初の1カ月間についてはどうですか？
・1日のうちで、とくに調子がいい時間帯はありますか？
・心理カウンセラーやかかりつけ医への受診予約に関して、こちらで考慮するべき点がありますか？

・勤務時間を、同僚たちと昼食を共にすることができる時間帯に設定することは、あなたにとって望ましいですか、それとも困りますか？

・この表で全体的な流れを見て、どのように感じますか？　忘れないでほしいのは、私たちは必要に応じて変更を加えることができるということです。

仕事の内容

当然ながら、スタッフに割り当てられる仕事は、チームのスキルに対応したものでなくてはなりません。しかし、ストレスに起因する病気休暇から復帰するスタッフに関しては、能力が低下していることを考慮して、できるだけ現時点での能力に見合った仕事を依頼することが非常に重要です。この対策は、知識集約型の会社ではとくに難しい課題となりますが、その理由は次のとおりです。

・知識労働の場合、単純明快で、範囲が決まっており、なおかつ記憶力、集中力、優先順位づけ、他者との協力などを必要としない仕事は（まったくないわけではない

としても）なかなか見つかりません

・前に述べたように、多くのスタッフは自分の仕事と自己のアイデンティティーを結びつけており、たとえ短期間であっても、以前よりもレベルの低い仕事をすることに抵抗を感じる人が少なくありません。後述する「地元の自治体は何らかの支援を提供しているのか？」のセクション（２４５ページ）で、経営側の視点に立った対策も含めて、この問題について詳しく扱います

次のセクションでは、復帰直後の人が担当するのに適切な仕事、やや無理がある仕事、および不可能な仕事について考える際の、実績のある手法を紹介します。

ツール

緑色、黄色、赤色の仕事

ストレスが原因で病気休暇に入ったスタッフにとって、多くの場合、自分の業務の大半が、難しい要求や矛盾する要求に満ちた恐ろしい泥沼のように感じられるものです。ですから、あなたは本人と協力して、現時点で問題なくこなせる業務と、まったく不可能な業務を分け、きちんと整理しなければいけません。多くの産業衛生に関わるクリニックが共同で考案した、適切な業務を見極めるための簡単な方法があります。

その方法とは、ごく単純に、メンバーがあなたの手助けを得て、自分の業務を「緑色」「黄色」、および「赤色」に分類するというものです。

・**緑色**：メンバーが今すぐにでもこなせると感じている仕事です。比較的重要度の低い業務です

・**黄色**：メンバーが1カ月か2カ月後にはこなせるようになりたいと考えている仕事です

・**赤色**：長い期間をかけてようやくできるようになると思われる仕事です。つまり、完全復帰の直前あるいは完全復帰後に可能になるような仕事です

本来の仕事以外にもメンバーにこなせる緑色の業務がないか、部門のあちこちを調べてみる価値があるでしょう。

仕事を分類するにあたり、メンバーに以前のような積極性、迅速性、および問題解決能力を求めてはいけません。通常、メンバーが分類を行なうにあたっては、あなたの援助が必要になります。それがあってはじめて、今すぐできる仕事は何か、慣れるまで少し時間が必要な仕事や、さらに時間がかかりそうな仕事は何なのか、より適切に見極めることが

業務分類表

緑色	・業務の範囲が明確で、内容がきちんと定められている。優先順位が低く、意思決定の必要性が少ない ・決められたとおりに行なう。予測が可能 ・緊急性がない。同僚からほとんど期限を求められない ・スタッフにとってやりがいがある ・自分１人でこなせる。あるいは数名の選ばれた人たちと行なう ・頻繁に休憩がとれる ・扱いが難しいクライアント、顧客、患者と関わらずに済む
黄色	・一定のレベルで他者との協力が必要 ・ある程度の優先順位づけと、全体を見る視点が必要 ・顧客、一般市民、患者、パートナーとの関わりが必要。「対処しやすい」相手が望ましい ・部門の重要な役割を担う。しかし、時間的制約に完全に縛られる仕事ではない
赤色	・全体を見渡す視点が必要。情報と作業の優先順位づけが必要 ・プロジェクトの運営 ・他者の成果について責任を負う ・よく知られた重要なプロジェクト ・包括的な視点が必要となる高度に複雑な業務 ・複数の、扱いが難しい利害関係者やパートナーとの関わりが必要 ・先行きの予測が難しく、迅速な対応が必要 ・新しい事柄の学習が必要（他者から見れば新しく学ぶことがほんのわずかであったとしても） ・期限までの時間が（非常に）短い

できるようになります。

次の表は、ストレスを患《わずら》うスタッフが通常、緑色、黄色、赤色に分類する仕事の種類をリストアップしたものです。作業を有意義なものにするために、メンバーにこの表を見せてから、従来の業務内容をどのように色分けしていくか話し合うようにしましょう。

各種の研究によれば、ストレスが仕事上の能力に与える影響は人それぞれです。集中力と記憶力が損なわれる人もいれば、社会的な交流や接客が難しくなる人もいます。また、極度の疲労や気力の喪失を感じる人もいます。広い視野で考えることができなくなる人もいます。仕事の色分けは、本人の能力、資質、他の仕事をするうえで障害となる点があるかどうかなどを基準にして行なうことが重要です。

この作業について、面談に先立って電話やメールで概要を説明しておくと良いかもしれません。そうすれば、メンバーはあらかじめ、さまざまな業務についてどのように感じているか、自分の考えをまとめておくことができるでしょう。

病気休暇中のスタッフの中には、赤色や黄色に分類される仕事から始めたがる人もいます。その種の仕事は本人がやりたい仕事、やりがいが感じられる仕事だからです。このような傾向は、あなたや同僚、とりわけ本人自身に対して、今でも有能な職員であることを「証明」したいという願望を反映している場合があります。また、自分たちの状況を元どおりにしたい、恥の感覚と罪悪感を払拭《ふっしょく》したいという強い気持ちが動機となるケースもあるでしょう。

ここで重要なのは、あなたからメンバーに対して、意欲は理解できるし、長期的には希望どおりにしたいと伝えたうえで、専門家の研究や経験に照らしても、もっと単純で簡単な作業からスタートして、症状が治まるにつれてステップアップしていくのが最善だと、説得することです。それでも本人は引き下がらず、特殊な業務の詳細な知識、多くの場合あなたが知らないような情報を引き合いに出して、自分の意見を押し通そうとするかもしれません。あなたは、メンバーの心情を理解する気持ちと、仕事内容の計画を立てる権限とのバランスをとりながら、緩やかな段階的復帰こそが、病気の再発と、病気休暇への逆戻りを防ぐことになると説明しなくてはなりません。足を骨折したサッカー選手の話を例に挙げましょう。選手は体を元どおりにして、ボールを扱う技術を取り戻すためにまずは自分でトレーニングしなくてはなりません。時間がかかったとしても、最初は徐々にトレーニングを行なうほうが効率良く治癒するというのは、過去の事例から明らかです。せっかく治ってもまた再発するようでは、誰の得にもなりません。

　職場に復帰すると、メンバーは通常よりもはるかに長い時間をかけて仕事に取り組むことになります。理由の1つはメンバーの仕事能力が落ちていることです。さらに、仕事をするという状態に慣れなくてはならないということと、再発を防ぐためにも新しい対処方法を学ばなくてはならないということも理由として挙げられます。つまり、職場は当初、トレーニング場のようなもので、トレーニングには時間がかかるということです。復帰後の（たとえば）1カ月間は、仕事を進めるのに必要なスタッフの数に、そのメンバーを算入しないで済むかどうか検討しましょう。当然、短期的には、そのメンバーの仕事をカバーする人員を雇うコストが発生するでしょうが、長期的に見ると、メンバーの負担が重くなるのが早すぎて、再び病欠の電話をしてくることになるリスクを抑えることができ、帳《ちょう》尻《じり》は合うのです。あなたの戦略からそのメンバーを除外することが可能かどうかにかかわらず、決められた時間内に、かつてのレベルの仕事をこなすことを期待しているわけではないと、本人に言い含めておかなければなりません。復帰の初期の段階では、生産性がゴールではありません。メンバーのゴールは復帰した状態に慣れることなのです。

同僚との接点と関わり方

スタッフは物理的に職場に戻り、しかるべき業務に戻るだけでなく、特定の社会的状態に戻ることにもなります。多くの知識労働は、複雑な社会的、組織的コンテキストの中で発生するので、利害関係者とのやり取り、プロジェクト形式の仕事、同僚との協力などが重要になります。そのため、こうした関係が、メンバーがうまく職場に復帰するうえでどのように役立つのか、あるいは妨げとなるのかについて話し合うことが重要です。

特定の同僚に対して、社会的な付き合いと仕事上の付き合いの両面で、メンバーに好き嫌いがあるかどうか、調べましょう。1人または複数の同僚と個人的に良好な関係を築けているかもしれませんし、仕事仲間として、あるいは相談相手として、とくに安心できる人がいるかもしれません。デリケートな状態にある人は、好意的な感情と否定的な感情が誇張される傾向があります。メンバーが好意をもっている人や信頼している人は誰かを尋ね、職場復帰の初期の段階では、その人たちを頼りにしましょう。おそらく、最初の4週間から6週間は、そうした同僚の1人に、週に数時間、メンバーのサポートをしてもらえるかもしれません。デンマークでは、このようなサポートに対して助成金を出している自治体があり、たとえば、一定時間、メンターになったり、個人的支援をしたりする同僚に賃金を支払います。あなたの地元の自治体がこのようなサービスを提供しているかどうか、調べてみてください。

また、部門を超えたプロジェクト・グループ、内部および外部のクライアント、利害関係者など、部門外の人々とメンバーの関係についても調べる必要があります。最初のうちは接触を避けたほうがよい人はいないでしょうか？　メンバーがとくに苦手としている人や、そもそもストレス症状をきたす原因となった人はいないでしょうか？　そのような人を完全に避けて仕事を続けることは不可能かもしれませんが、対策について従業員と話し合い、少しでもストレスが減る方法を探りましょう。

あなたとメンバーの関係についても考慮しなければなりません。パート1では、メンバーが知らず知らずのうちにストレス症状を生む原因となる状況について説明しました。あなたの存在がストレス症状を引き起こした一因であるとメンバーが感じているなら（あなたがそれを認めるかどうかにかかわらず）、難しい状況が生じるでしょう。メンバーは、ストレスの原因としてのあなたではなく、解決策としてのあなたと向き合わなければならないからです。この相反する側面については見て見ぬふりをしていくこともできますが、あなたもメンバーも、加害者と被害者、強者と弱者などの、互いに対する固定した見方を捨てる必要があります。

復帰するスタッフと管理職の関係が良くない場合、病気が再発するリスクが著しく上昇することが研究で示されています。職場復帰の計画に協力して取り組むにあたり、両者の関係が障害になるとあなたが感じるのであれば、2人でよく話し合うべきです。自分が病気の一因であるとわかっていたなら、自分の行動も違うものになっていただろうとあなたが伝えることで、スタッフが救われた気持ちになることもあります。同じことを繰り返さないためにも、あなたに何ができるか、スタッフに意見を求めるのも良い考えです。そのような話し合いをすることで、段階的な復帰のあいだも、そして復帰後もずっと一緒に仕事をしていけるという感覚を共有できるでしょう。

メンバーが部門内で深刻なもめごとに巻き込まれたり、あからさまないじめの被害に遭ったりしていたら、場合によっては配置転換を考慮するべきかもしれません。いじめがあったという確かな証拠があるならば、管理職としてあなたがその問題に取り組まなければならないのは明らかです。しかし、本書が扱う範囲を超えるので、いじめの実態と対処方法について詳しく掘り下げることはしません。

以下の事項についてメンバーと話し合いましょう。

・同僚の中で、あなたがとくに付き合いやすい人は誰ですか？

・職場に復帰した直後に、一緒に仕事をしたい（あるいはしたくない）同僚はいますか？

・同僚があなたの職場復帰を歓迎しない事情があると思いますか？　あるとすれば、それはどういう事情ですか？　対処する方法について何か提案はありますか？　何か私にできることはありますか？

・職場に復帰した直後に、一緒に仕事をしたい（あるいはしたくない）顧客や外部のパートナーはいますか？

・私たちの関係について、話し合っておくべきことがありますか？

・職場復帰のプロセスの中で、そしてそのあとも、私に望むのはどのようなサポートですか？

仕事をする場所

オープンプランのオフィスでも、個室型のオフィスでも、スタッフにとってできるだけ良い環境を整えるよう検討する必要があります。ストレスに苦しむ人の中には、音に敏感な人もいて、まわりが騒がしすぎると集中できなくなる場合があります。個室であれば、聴覚と視覚に与える刺激を和らげられます。一方で、スタッフを孤立させないようにすることも重要であり、休憩時間を同僚と共に過ごせるように計らうことが大切です。

オープンプランのオフィスの場合、周囲の刺激に疲れたときに避難できる場所、たとえば会議室などを用意しておきましょう。可動式の間仕切りや大きな観葉植物などを置いて、ある程度のプライバシーを保てるようにする工夫についても検討してください。このような仕切りは、スタッフの「見張られている」という緊張感を緩和します。場合によっては、（なるべくなら音の出ない）ヘッドホンを着けるというのも、「邪魔しないで」というサインを示すのに役立ちます。

職場によっては、物理的な環境を変えるのが不可能とは言わないまでも、難しいということもあります。たとえそうであっても、あなたに知っておいてほしいことがないか、メンバーに聞いてみるべきでしょう。職場環境は簡単には変えられないと考えがちですが、よくよく検討してみれば大きく変えられる場合もあります。

以下の事項についてメンバーと話し合いましょう。

・1人で仕事をするほうがいいか、それともチームの同僚と一緒がいいか？

・創造的に考える：物理的な環境をどのように変えられるか？

・ほっと一息つけるような、空き会議室があるか？
・1日のうちで、部門がそれほど忙しくない時間帯はあるか？
・たとえばキッチンや社員食堂などの共用部分の使用に関して、少しでも気持ち良く使えるように何らかの決まりを設けることは可能か？
・最初は、週に1日、在宅勤務をすることは可能か？

情報について：誰にどのような情報を伝えるか、また誰から伝えるか

あなたとメンバーが決めたことは、あなたの部門や他の部門の人々、外部のパートナー、クライアントなどにも影響を及ぼします。メンバーと協力して、誰がどのような影響を受けるか、誰にどのような内容を知らせるべきかについて、しっかり確認しましょう。この作業は熟慮してから行なう必要があります。たとえば、2人が決めた仕事を当のメンバーが問題なくこなせるように、部門の誰かが下準備をしておく必要があるかもしれません。

段階的復帰のあいだ、特定の同僚にこの役目を割り振るべきでしょうか？　もし仕事の面で影響があるならば、管理職仲間にも合意した内容の一部を知らせなくてはならないでしょう。

デンマークの法律では、前述のとおり、病気休暇の理由をあなたや同僚に伝えるかどうかは、スタッフの意向次第となっています。何のためらいもなく自分のストレスを明らかにする人もいれば、病気休暇の理由はあなたにも、組織の誰にも知られたくないと思う人もいます。とくに職場に復帰して間もないころは、自分の症状や状況について同僚と話ができる状態に至っていない人がいます。多くの場合、泣き出してしまうことが怖いからです。そのようなケースでは、あなたから同僚たちに、本人がその話はしたくないと思っていることを伝えると約束すれば、メンバーも安心するでしょう。しかし、中には自分の状況について話したい、自分の気持ちを理解して同僚たちに慰めてほしいと思う人もいます。このような場合は、あなたからチームの他のメンバーにそのことを伝えると約束してもいいでしょう。大切なのは、誰に、いつ、どのような情報を伝えるべきかをあなたとメンバーが話し合い、合意することです。

あなたはメンバーに伝えるべき内容についても注意深く考える必要があります。たとえ2、3カ月程度の病気休暇であっても、職場や組織では休んでいるメンバーの仕事に影響を及ぼすようなことが起こっているかもしれません。職場復帰をスムーズに進めるためにも、従業員が知っておくべき変化について知らせておきましょう。休んでいるあいだに起こったすべての事柄について事細かに伝える必要はありません。いくらメンバーがやる気満々になっていたとしても、ストレスを抱える人にとっては情報過多になる可能性が高いからです。「知っておくと良いこと」と「知っておく必要があること」を区別して、後者を優先させましょう。

以下の事項についてメンバーと話し合いましょう。

・私から同僚には、どういうことを伝えてほしいですか？

・同僚に知られたくないことはありますか？

・私たちが決めたことをとくに知らせておくべき人はいますか。その人には、あなたから伝えますか？　それとも私から話しましょうか？

・復帰したときには、同僚からどのように迎えられたいですか？　同僚たちからあなたの状況について質問してもらいたいですか？　それとも質問されないほうがありがたいですか？　必要があればあなたから話すほうがいいですか？

チェック：計画は現実的か？

話し合いの内容を常に要約しながら面談を進めていき、最後に合意に至った事項を再確認して面談を締めくくることが非常に重要です。面談の終了時には、メンバーの様子が開始時とは違っており、気持ちのもちようが変わっているはずです。メンバーはより落ち着いた様子になり、まもなく職場に復帰する未来について自信がもてるようになっているかもしれません。あるいは、計画が厳しすぎると感じているものの、そう言えないのかもしれません。あなたの印象を悪くしたくないためか、あなたの我慢に限界がくるのが怖いからです。面談の最後に、2人でつくった計画についてどのように感じるか、メンバーに尋ねることが重要です。本人は計画を現実的なものだと思っているでしょうか？

一般的に、メンバーは職場に戻ることに関して多少の不安を感じています。ある程度臆病になるのは自然なことで、当然の反応だと言えます。しかし、この時点までには、少なくともなんとかなるだろうとは思える状態になっていなければいけません。メンバーが計画に対して大きな不安を感じているようであれば、一歩後退して、その理由を探ることが大切です。再発を防ぐためにも、あなたとメンバーの双方が復帰計画に合意する必要があります。計画が現時点で最適な内容であること、しかし本人の能力、状況、要望に応じて、調整していくつもりであることを再度伝えるのが最善の策です。

また、復帰直後には症状が若干悪化する可能性があるという事実について、メンバーに心構えをさせておく必要もあります。悪化の程度が最小限で収まり、最初の2、3週間を過ぎて症状が徐々に緩和するならば、とくに問題はないでしょう。それでもなお、働くことに困難を感じるようであれば、必ずあなたに知らせると本人に約束させるべきです。

地元の自治体は何らかの支援を提供しているか？

地元の自治体が補助金やその他の支援を提供している場合があります。自治体は、あなたとスタッフが復帰の計画を立てるための最良の方法についてアドバイスをしてくれるかもしれません。また、あなたがスタッフに必要な時間と支援を提供できるよう、補助金を出してくれることもあります。多くのジョブセンターは職場との密接な協力関係を積極的に求めていますから、連絡をとれば親切に対応してくれるでしょう。

次に紹介するのは、２０１６年の時点で地方自治体が提供しているプログラムのリストです。当然内容は常に変化しますが、自治体に尋ねれば、もちろん今の時点で受けられる支援について教えてくれるはずです。このリストは、デンマーク管理職経営者協会（The Danish Association of Managers and Executives）によって作成されたものです。

FACT BOX

デンマークにおける地方自治体のプログラムと支援

部分的職場復帰／部分的病気休暇

この選択肢は、スタッフが健康問題を抱えている場合、検査や手術の順番待ちをしている場合、あるいは何らかの理由により完全な病気休暇をとる必要がない場合に適しています。部分的病気休暇は、病後に職場復帰する場合や勤務時間を徐々に増やしていく必要がある場合などにも適しています。部分的職場復帰／部分的病気休暇は、スタッフの地元自治体が運営するジョブセンターで手続きできます。

セクション56協定

スタッフが治療の必要な病気や慢性疾患にかかったとき、場合によっては、いわゆるセクション56協定が利用できます。これは、スタッフが協定で定められた症状が原因で病気休暇に入った場合、休暇の初日から疾病手当が支給されるという制度です。言い換えれば、協定が関節炎を対象としていても、スタッフの休む理由がインフルエンザであれば、初日からの手当はもらえないということです。

セクション56協定は、スタッフの地元自治体に書類を提出して申請します。書式は自治体のウェブサイトから入手できます。

雇用維持計画

病気が8週間以上に及ぶと予想されるスタッフは、雇用維持計画書の作成を要請できます。管理職としてあなたがイニシアチブをとり、スタッフと協力して計画書を作成します。計画書はジョブセンターの進捗評価の一部となるので、会社が深く関わることになります。計画書には、たとえば、段階的な職場復帰、一定期間における職務の変更、補助用具の必要性などに関する合意内容が含まれます。

メンタリング

スタッフが職を維持するために、個人的支援または専門家による支援が一時的に必要な場合、ジョブセンターは段階的な職場復帰の期間中、または病気休暇の前であっても、メンタリング・プログラムの費用を支払う場合があります。スタッフが仕事を失わないためにメンタリングが必須かどうかの判断はジョブセンターが行ないます。メンターには、地方自治体が費用を負担して会社の同僚がなることもできますし、会社に雇用されていない外部の専門家に依頼することも可能です。

社会資本

国の団体協約は、社会資本に関する協約を含んでおり、臨時賃金に関する合意や特別な配慮が必要な人々の労働条件に関するガイドラインが定められています。

個人的支援

スタッフが不可逆的な障害を負った場合、力仕事、アレルギー誘発物質への対処などスタッフが身体的に対応できなくなった業務に関して、個人的援助者を雇うための助成金を受け取る資格を得られるケースもあります。この援助は、プログラムを運営する地元のジョブセンターが賃金を支払って、職場の同僚が提供することも可能です。

作業評価

スタッフが元の仕事に戻ることができるかどうか、あるいはどの程度の業務ができるようになるか、はっきりわからない場合、作業評価を行なうことが選択肢の1つになります。作業評価は通常1～3カ月間有効です。ジョブセンターがこの評価を行なう手配をし、会社には給与負担が発生しません。

フレキシージョブ（flexi jobs）

スタッフが不可逆的な障害を負った場合、ジョブセンターは就業形態の弾力的調整（flexible working arrangements）を請求する資格があるかどうか調べます。フレキシージョブとは、スタッフが勤務時間と業務内容の変更を許される特別な契約条件をもつことを意味します。雇用主は、スタッフが効率的に作業を行なえる実際の時間数の分だけ賃金を負担します。賃金の残りの部分は、規定に則って、ジョブセンターが補助金を支給します。

職場復帰の初日

ストレスに起因する病気休暇のあと、職場に復帰する初日については、さまざまな思い、希望、不安でスタッフの頭はいっぱいになります。純粋に現実的な問題に頭を悩ませる人もいるでしょう。いつもそうしていたようにエレベーターを使うべきだろうか？　そうすると悪気のない同僚が人前で病気のことを聞いてこないだろうか？　コンピューターのパスワードを忘れていないだろうか？　そもそも前と同じコンピューターを使えるのだろうか？　一人ひとりにあいさつをすべきだろうか、それともまっすぐ自分の席に向かっても大丈夫だろうか？　同僚の質問にどのように答えればいいだろう？　ランチやコーヒーに誘われたらどうしようか、などという疑問です。

スタッフが自信をもって初日を迎えられるように、職場復帰がどういう感じになるか、細部にわたって話し合っておくのは良い考えです。職場訪問の前にしたように、以下の事項について話し合い、合意しておきましょう。

・メンバーが1人でオフィスに来るのか、それともあなたが受付まで迎えに行くのか？　忘れていけないのは、あなたが必ず当日オフィスにいることです

・メンバーの席はどこにするのか？　メンバーがオフィスに入る前に、机、椅子、コンピューターなどがそろっているようにしましょう

・IT関連の新しいパスワードを準備しておく必要はあるか？

・復帰したメンバーとランチを共にするのは、どの同僚か？

・あなたとメンバーが様子を確認し合うのは、どの時間帯にするか？　退社する直前に5分間の打ち合わせをすることは可能か？

タスク3［計画を実行に移し、必要に応じて調整する］

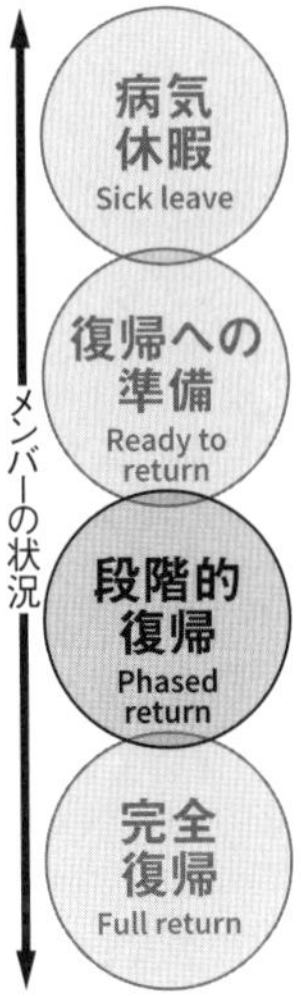
メンバーの状況
病気休暇
Sick leave
復帰への準備
Ready to return
段階的復帰
Phased return
完全復帰
Full return

細部まで非常によく考えられた計画であっても、実行に移してみると難しい問題が出現し、そのまま進めるのが困難になる場合があります。研究の結果を見ても、理想と現実は違っていることが多いのですが、そのような場合、おもな原因として考えられるのは、スタッフに関わる問題と職場に関わる問題の２つです。

スタッフに関わる問題

ストレスが原因で病気休暇をとっていたスタッフは、職場復帰して間もない時期に、合意した時間と業務内容のとおりに働くことが難しい場合があります。メンバーは、自分自身や、同僚、管理職に対して、自分が今でも有能で、責任感にあふれ、頭の回転が速く、「正常」であることをどうしても証明したい気持ちになります。こうした強い気持ちに突き動かされて、メンバーは現在の力量や能力以上の仕事をこなそうとします。また、チームの他のメンバーが自分より忙しく働いているように思われて、罪悪感を覚えるかもしれません。同僚の役に立ちたいという思いから、決められた時間よりも少し長く働いたり、余計な仕事を引き受けたりするかもしれません。職場に復帰できたことがうれしくて、純粋な好奇心と責任感から、もっと働きたいという気持ちになり、仕事量を増やしてしまう人もいるでしょう。理由はどうであれ、大切なのは、あくまで計画に従うことです。メンバーがもっと働けるということになれば、フォローアップ・ミーティングで、計画の内容を調整します。日や時間によって変化するメンバーの感覚に計画が左右されるようではいけません。

職場に関連する問題

職場が提供するサポートの水準が原因で、計画どおりに働くのが困難になる人もいます。復帰して、とくに間もないころは、あなたや同僚から相当なサポートを受けなくてはなりません。近年では、多くの企業が生産性と効率をますます重視するようになっています。そのため、あなたもチームのメンバーも、復帰したメンバーが歓迎されていてお荷物になっていないと思えるよう、必要なサポートに時間をかけ、気を配ることができなくなります。前述のとおり、デンマークでは、自治体によっては、週に数時間、同僚がメンターの役割を務めるための費用を補助してくれます。生産性の重視は、あなたや組織の忍耐力にも影響を及ぼします。責任の少ない仕事に、少ない勤務時間という状態をどれくらいの期間気持ち良く受け入れることができるのかという問題です。

このように、職場復帰が計画どおりに進まない理由はさまざまです。そのため、定期的なフォローアップ・ミーティングを行なうことが必須となります。あなたは、あなたとメンバーの双方がミーティングの予定をスケジュール帳に書き込み、最優先することを確認しなければなりません。フォローアップ・ミーティングは、最初のころは週1回のペースで行ないます。5~6週間後には、2週間に1回というペースで大丈夫かどうか話し合いましょう。フォローアップ・ミーティングでは、それまでの経過を振り返り、今後の進め方を話し合い、さらに、次の期間の計画について合意をつくります。たとえば、黄色のカテゴリーの業務を担当することができるか、勤務時間を増やしても大丈夫か、などについて話し合います。

フォローアップ・ミーティングの最中、あるいは直後には、復帰計画を最新の内容に書き換えます。重要なのは、双方がすべての変更や追加事項を承認し、計画の内容について理解を共有していることです。メンバーが完全復帰を果たすまで、そしてその後も少しのあいだは、管理職であるあなたがフォローアップ・ミーティングの重要性を認識し、優先的に取り組むことが非常に大切です。

効果的なフォローアップ・ミーティングは次の点に留意して構成します。

1. 時間は20～30分
2. 経過はどうか？　職場に復帰してどんなふうに感じているか？
3. 勤務時間数、業務内容、人間関係の密度に関するメンバーの反応はどうか？　適切だったか？　多すぎたり少なすぎたりしていないか？　最も難しいと感じることは何か？　最も簡単だと感じることは何か？　休憩はとっているか？

4. 次の段階の計画をどのようにするか？　仕事の内容や一緒に働くメンバーを変えるべきか？
5. 緑色、黄色、赤色という分類は有効だったか？　黄色の業務の一部が緑色に分類されるようになっていないか？
6. メンバーをサポートするために、上司としてもっと他にできることはないか？
7. このミーティングで決まった内容を知らせておくべき人はいるか？
8. 次のミーティングはいつにするか？
9. フォローアップ・ミーティングは役に立っているか？　回数は十分か？
10. フォローアップ・ミーティングがスタッフの要望を満たしているか尋ねる。答えがノーならば、どこを変えればいいか？

スタッフがフルタイム勤務に復帰して、以前と同様に働けるようになったとしても、スタッフに気を配り、順調にやれているかどうか尋ねることはあなたの大切な役割です。一方で、スタッフが感じているかもしれない恥じる気持ちや後ろめたさについても考慮するべきです。ある時点からは、そういうことに触れるのをやめて、「ストレスでダウンした人」という汚名を返上して前進するチャンスを与えなければなりません。

タスク4「チームの他のメンバーにも気を配る」

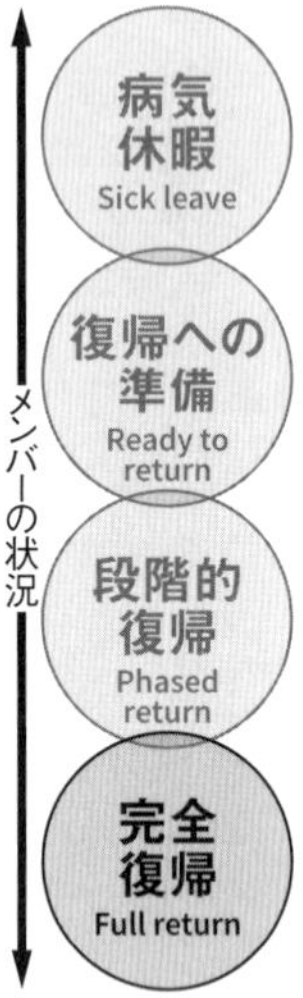

あなたの部門の誰かが病気休暇をとっている、あるいは復帰計画の最中にいる場合、その影響は部門の全員に及びます。あなたと、チームや組織がどれほど寛大であったとしても、メンバーの欠勤は人的資源の喪失を意味します。場合によっては、そのせいで勤務時

間が増加してイライラする同僚も出てくるでしょう。このような状況にできるだけじょうずに対処して、チームの他のメンバーやその他の関係者に対して、あなたの決断を明確に伝えることがあなたの仕事です。チームの他のメンバーに負担がかかりすぎないように、あるいは、休んでいるメンバーの仕事を誰が肩代わりするのかがあいまいにならないように気をつけるべきです。

多くの管理職は、病気になったメンバーへの対処に力を入れすぎて、チーム全体への影響に目が向かなくなります。しかし、サッカーチームのコーチが選手交代のあとは戦略を変更するように、あなたも優先事項、業務内容、プロジェクトのメンバーなどを再考する必要があります。あなたが頑なで、人数が足りない状況でも従来の目標を達成することに固執すると、チームの他のメンバーに負担がかかりすぎるというリスクを招くことになります。そうなると、ストレスと病気休暇の連鎖反応が起きかねません。さらに、チームの他のメンバーへの負担が増えすぎると、段階的な職場復帰の際に、メンバーに必要なサポートを提供できなくなっても仕方がないかもしれません。

こうした責任を果たすうえで最も重要なのは、メンバーが病気休暇に入った日から完全復帰するまで、チームの他のメンバーへの影響を最小限に抑えることです。そのためには以下の行動が必要です。

・メンバーの仕事を明確化して、優先順位をつける

・（もし存在するならば）あなたの上司と今後の見通しを共有する
・チームのメンバーと状況について話し合い、否定的な反応に対処する

このような対策をとることによって、フラストレーションと連鎖反応の発生を防ぐことができます。もちろん、目を閉じて、運良くチームが自然にバランスをとれますようにと願うこともできます。しかし、それでは、自分が行動を起こさないことでチーム全体の健康と業績に悪影響が及ぶというリスクを招きかねません。病気休暇が1人から3人になり、ますます負担が増えてすっかりやる気を失ったチームが残されるという状況になるのは目に見えています。

病気休暇中のスタッフの業務を明確化して、優先順位をつける

チームのメンバーの病気休暇が1週間であろうと数カ月に及ぼうと、管理職として、メンバーの業務の全体像をつかんでおくのがあなたの仕事です。欠勤が短期間ならば、1日ごとに業務の優先順位をつけるだけで十分かもしれません。しかし、病気休暇が長引けば

長引くほど、より戦略的に考えなければならなくなり、さらに（もし存在するならば）あなたの上司とも話し合うことが重要になります。

パート2で紹介したスティーブン・R・コヴィーの優先順位づけマトリックスは、全体像を把握するための良い手段になるでしょう。しかし、ここでは、休んでいるスタッフが担当業務をこなすことを前提として、他の人々が仕事をしているという要素をマトリックスに加える必要があります。それ自体さほど重要ではないように見える業務が、全体の中では非常に大きな意味をもっていることがあります。ささいに思える業務の扱いを間違えると、チームや他部門の仕事に支障をきたし、さまざまな人々の仕事を不必要に遅らせてしまう結果になりかねません。休んでいるメンバーの仕事が、大きな仕事の流れの中でどのような意味をもっているのか、注意深く見る必要があります。特定の業務に関して判断が難しい場合は、もしその業務が行なわれなかったらどうなるかを考えてみましょう。

休暇中のメンバーの仕事に依存する部分があるかどうか、チームのメンバーに聞いて明らかにするのも良い考えです。もしあるならば、具体的にどのプロジェクトなのか、あるいはどのような面で必要なのかを、はっきりさせましょう。そうすることで、メンバーの仕事をより包括的に理解することができ、他者への影響についても把握しやすくなります。以上の情報に基づいて、次の表に書き込みましょう。メンバーの仕事の全体像を知ることができ、仕事の優先順位づけに関して、十分な知識に基づいた判断を下すことができるでしょう。

補足した優先順位づけマトリックス

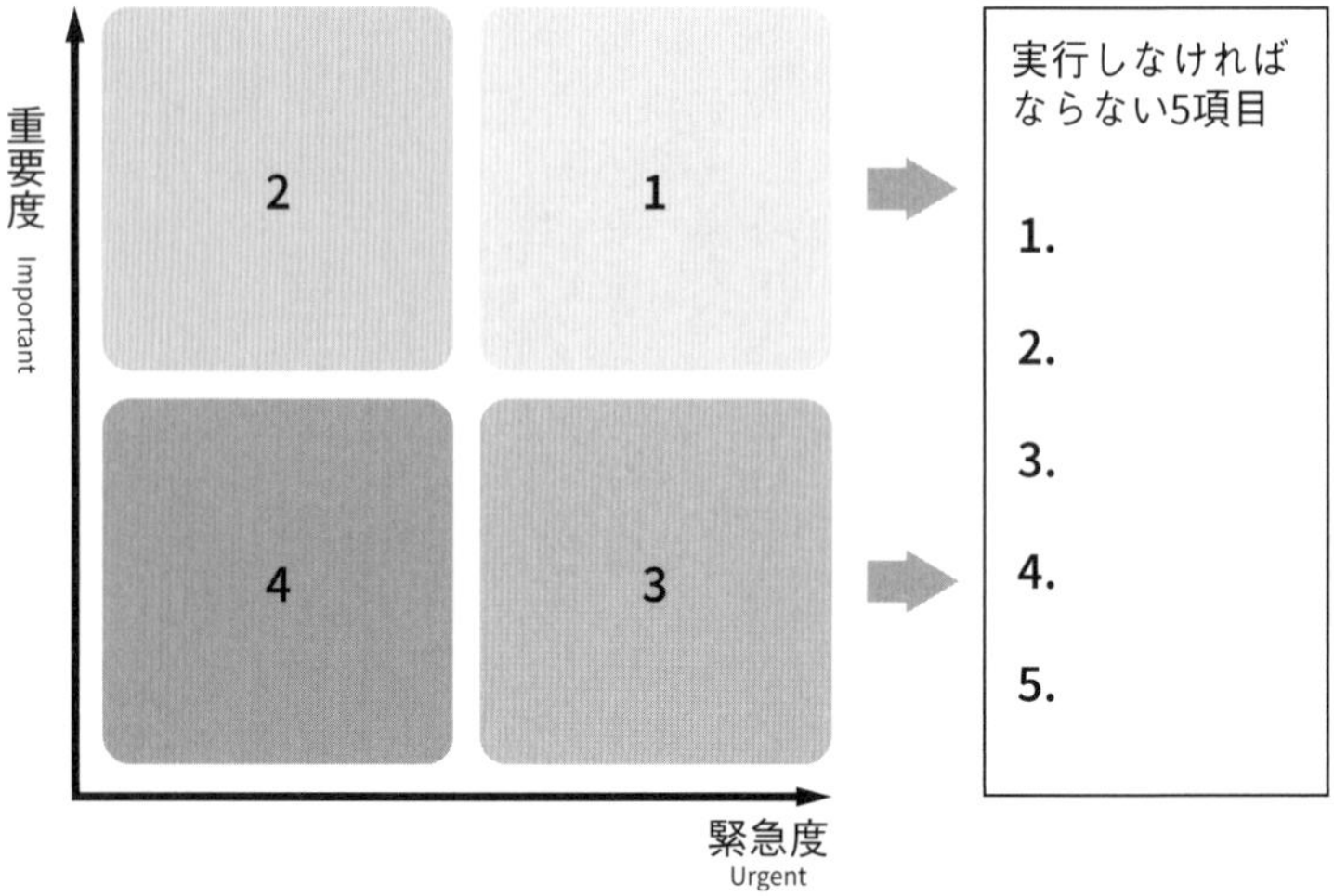

マトリックスを埋めると、休暇中のメンバーが担当していた仕事と、今後担当する予定だった仕事の概要をつかむことができます。その次には、スタッフの仕事に冷静に優先順位をつけていかなくてはなりません。チームに人材を補充するという選択肢がない場合、あなたの裁量で、チームの他の人々と優先順位の調整をする必要が生じるでしょう。つまり、1の枠で最優先される5項目がそのまま右側のリストに来るとはかぎらないということです。チームの目標を達成するためには、重要だが緊急性のない業務が必須な場合もあります。

このように系統立ててスタッフの業務を見直す作業は、あまりにも時間がかかりすぎると思われるかもしれません。実際、管理職は常にこの作業が必要だと考えているわけではありません。しかし、私たちの経験に照らすと、これは費やす価値のある時間です。つまり、あなたが最も重要な要素を把握し、チーム全体が状況を理解して、困難な状況に陥るリスクを最小限に抑えるために必要な時間なのです。

優先順位づけのプランが仕上がったら、あなたの上司と打ち合わせをして見通しを共有し、チームの支援を確実なものにするといいでしょう。いくつかの側面では、あなたの上司に動いてもらう必要があるかもしれません。あなたに上司がいない場合は、同僚の管理職やチームの中心的メンバーに相談相手になってもらい、あなたの判断を評価してもらいましょう。

次の事項を実行します。

・1人または複数のチームメンバーに依頼して、病気休暇中のメンバーの業務で重要度の高いものを1位から3位までリストアップしてもらいます。つまり、その業務が行なわれないと、その先の業務が滞るような仕事です
・病気休暇中のメンバーの仕事を分類します。他の人に任せられる仕事、あなたができる仕事、本人の復帰を待つしかない仕事はどれでしょうか？

・あなたの上司、あるいは同僚の管理職とのミーティングを設定し、あなたが考えた優先順位と問題の解決策について検討し、修正を行ないます

あなたの上司と見通しを共有する

部下の病気休暇に直面したら、あなたの上司と今後の見通しについて意見を交換し、部門の業務を見直すために、十分な根拠に基づいた正式な提案書を提出します。予定されていたプロジェクトの中に、格下げしたり、内容を見直したり、延期したりする必要があるものがあるか？　あなたの部門には追加の人員が必要か、それとも臨時の人材でカバーできるか？　部門の業績予測を下方修正し、契約に関して再交渉すべきか？　このような話し合いは、スタッフの病気休暇や職場復帰の期間中、あなたのチーム、当該メンバー、そしてあなた自身にとって適切な枠組みと条件を確保するための必須条件となります。

管理職の中には、部下のストレスや病気休暇について上司と話し合うのをためらう人もいます。自分たちの印象が悪くなることを恐れるからです。しかし、現実から逃げることはできません。上司と話し合うことで、特定の状況に対する方策を考え、他のケースとの共通点を見出す機会が得られるうえに、チームの健康に悪影響を及ぼす一般的な要因についても意見を交換することができます。ストレスに関連する個々のケースについて、あなたは、職場環境や、部門および組織全体の業務の編成などに関わる、より大きな問題を反

映していないかどうかを常に考えながら、フォローアップしていく必要があります。あなたが熟慮のうえで導いた結論は、上司が、あなたやチームの業務条件を設定するために役立つでしょう。

次の事項について、あなたの上司と話し合いましょう。

・優先順位づけに関するあなたの分析と判断
・あなたとあなたの部門には業務を遂行するために必要な人員や技術が足りているか？　あるいは追加の資源が必要か？　重要なものは何か？
・新たな状況を考慮して部門の目標を変更すべきか？
・あなたと上司は、スタッフを復帰させることの重要性について意見が一致しているか？　あなた方はスタッフの復帰を待つ忍耐力をもっているか？
・この特定の状況を解決するためには、部門と組織の健康やストレスを考慮して、全体的な業務の枠組みや条件の変更が必要か？

今の状況についてあなたのチームと話し合う

ストレスが原因でチームの1人が病気休暇に入ると、同僚たちに連鎖反応が起きる可能性があります。早い段階で症状に気づいてやれなかったことに、または気づいていながら何もしなかったことに罪の意識を感じる人もいるでしょう。ストレスの原因の一端は自分にあると感じる人もいるでしょう。おそらくは、繰り返し期限を守らない、あるいは仕事の質が悪いなどの理由から、つい最近、人前で大きな声で叱ってしまったなどということがあったかもしれません。プロジェクトの大事な時期に病気休暇に入る同僚にいら立ちを覚える人や、ほんとうに本人が言うとおりの病気なのかと疑う人もいるでしょう。チーム内に悪い空気が流れるのを見逃さず、それを阻止して、うわさ話を食い止めることが肝心です。

チームの全員を集めてミーティングを行ない、ストレスを防ぐために注意が必要な一般的な関係や状態が部門内にないか話し合いましょう（実りある話し合いにするためのヒントについては148ページ「部門の温度を測る」参照）。あなたがこのミーティングを重要なものと位置づけて真剣に取り組めば、チームのメンバーは、あなたが自分たちの声を聞く耳をもち、今の状況に真摯に向き合っていて、つまり彼らの健康を心から気遣っていると感じることでしょう。1人あるいは複数のメンバーがストレスにより休んでいるとしたら、とくにチームの健康について考えるべきです。チームの健康に気を配ることは、もはや雑談の話題ではなくなっています。チームの状態を定期的にチェックし、病気休暇に入っている人のせいで誰かが疲弊していないか調べなければいけません。もしそういう人がいれば、ただちに対処しましょう。

次の事項を実行します。

・悪い空気やうわさ話が流れていないか目を光らせ、兆しがあれば抑える
・ストレスの原因となり、健康を損なうような、部門内の全体的な状態について対話を始める
・自分のチームの健康にはとくに気を配る

回復の兆しが見えないとき

一部の組織や管理職は、ストレスが原因で病気休暇をとるスタッフや、休む期間、およ

び段階的な職場復帰にかかる時間に関して、非常に忍耐強く対処します。その一方で、それほど理解がなく、比較的早い段階で病気のスタッフを解雇する組織や管理職も存在します。いずれの場合も、多くの要素が関わって問題への対処が決まります。

・組織に関連する要素。たとえば、ストレスや病気休暇に関する組織の方針、一般的なスタッフに関する方針、企業文化や基本的な前提、財務状況、労働組合、ビジネスモデル、組織の構造など

・管理職に関する要素。たとえば、管理職の経験、価値観、選択肢、ストレスを抱える人との関係、忍耐力、知識など

・チームに関する要素。たとえば、チームの業務範囲、チーム内の人間関係、仕事を肩代わりできるメンバーがいるかどうか、チームの財務状況など

・本人に関する要素。たとえば、スタッフの役職や地位、病気休暇に至った経緯、個人的な事情、問題解決に向けて組織と協力する関心と意欲があるかどうか、など

回復を妨げるおそれのある要素を特定するために、このリストを利用しましょう。予想

に反して、すべての立場の人や利害関係者を納得させられない場合、以下の質問事項を用いて状況を評価し、あなたの行動を決める参考にします。

1. 今と将来を見据えて、**病気の同僚**にとって最良の解決策は何か？

2. 今と将来を見据えて、**部署またはチーム**にとって最良の解決策は何か？

3. 今と将来を見据えて、**管理職**にとって最良の解決策は何か？

4. 今と将来を見据えて、**組織**にとって最良の解決策は何か？

5. **利害関係をもつこれら4者すべて**のニーズとウォンツを満たす方法はどれか？

病気のスタッフにとって最良のモデルが、常に部署にも良い結果をもたらすとはかぎりません。財政面での厳しいプレッシャーにさらされている、あるいは何度も余剰人員の削減を経験しているような部署は、職場に（たぶん）復帰する病気のメンバーを待つか、人件費のさらなる削減により重要なメンバーを手放すかの選択を迫られるかもしれません。また、管理職にとって最良の解決策が、組織全体にとっては適切ではない場合もあります。

経営的観点と人間的観点のバランス

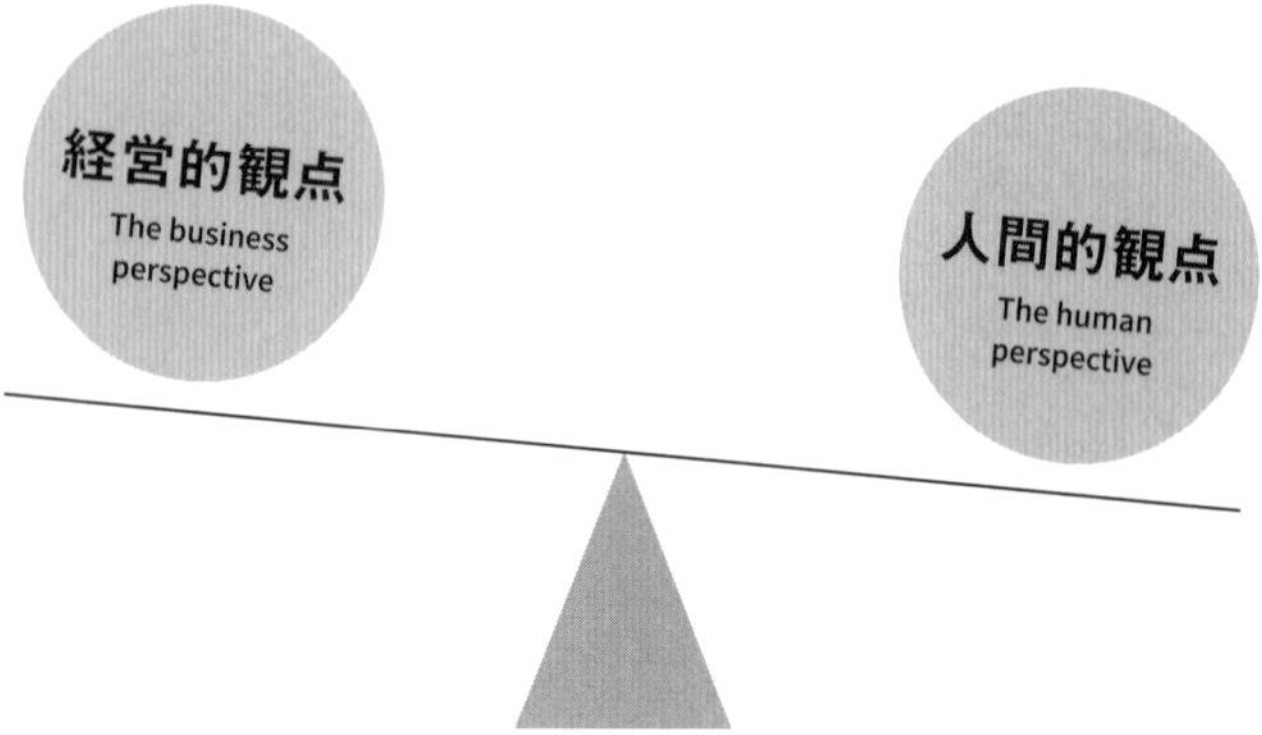

病気のメンバー以外のスタッフを案じるような共感的で思いやりのある管理職は、病欠に対して厳正な方針をもって臨むというかたちで組織に貢献しようとするでしょう。

ここでの難題は、2つの観点、すなわち経営的観点と人間的観点のバランスを失うことなく、すべての関係者が満足できる解決策を見出すことです。

病気休暇に入った直後は、人間的観点を重視して、スタッフが訴える症状や状況に理解を示し、スタッフの訴えを受け入れるのが良いでしょう。しかし、どんなに寛大で忍耐強い組織であっても、本人に回復の兆しが見えない場合は、ある時点で、長期にわたる病気休暇や非常に長引く復帰プロセスを財政的に支えることへの是非を問うようになります。そうなると、経営的観点が重視される状況になるかもしれません。しかし、たとえスタッフを解雇せざるを得ない状況になったとしても、人間的観点は失うべきではありません。

突き詰めれば、病気のスタッフを助けるための最良の方法は、高いレベルの忍耐力と寛大さを示すことです。しかし、病気休暇が延々と続く場合や段階的な職場復帰において目に見える進歩が見られない場合には、解雇になるのを避けるために、職場に戻るか、計画よりも早い段階で勤務時間を増やすしかないというのが現実です。本書では、職場復帰への道筋をつくるためのツールや、ストレスに起因する病気休暇が解雇につながらないようにするためのツールを数多く紹介しました。しかし、あなたがベストを尽くしても、スタッフの状況が改善しないというケースもあります。そのような場合には、解雇の手続きを開始しなくてはなりません。こうした決断は経営的観点に基づくことが多いでしょう。けれども、解雇は人間的観点から見ても最良の解決策かもしれないことと、職場復帰が現実的でないならば、スタッフが新たな一歩を踏み出すための解決策になる可能性があることを忘れないでください。

職を失うのは、間違いなく厳しい経験です。すでに気力も衰え体も弱った状態にある人にとっては、なおさら辛い状況です。あなたと組織は、解雇のプロセスができるかぎり秩序だったものとなるように最善を尽くさなければなりません。スタッフが気持ちを切り替えて新しい仕事を見つけることが重要であり、チームの他のメンバーが、あなたと組織は思いやりをもって行動し、誠実に対応したと感じられることが重要です。解雇のプロセスとその法律的な側面は本書の扱う範囲ではありませんが、多くの書籍で詳しく説明されています。（もしあなたの組織にあるならば）HRもまた、解雇のプロセスをできるだけ前向きなものにするためのサポートを提供してくれるでしょう。

「ストレスの階段」と管理職の4つのタスク

次に示すモデルは、ストレスの5段階に、管理職の4つのタスクをあてはめたものです。管理職の重要な責務は、チームの健康を維持すること、ストレスを防ぎ管理すること、そしてスタッフを職場に復帰させることです。

これら4つのタスクを実行するためには、管理職としてあなた自身が健康でなくてはいけません。パート4「上司がストレスに襲われるとき」では、あなたの健康を維持し、あなた自身のストレスを防ぐ方法とそれに対処する方法に焦点をあてます。

管理職の役割、義務、および責任

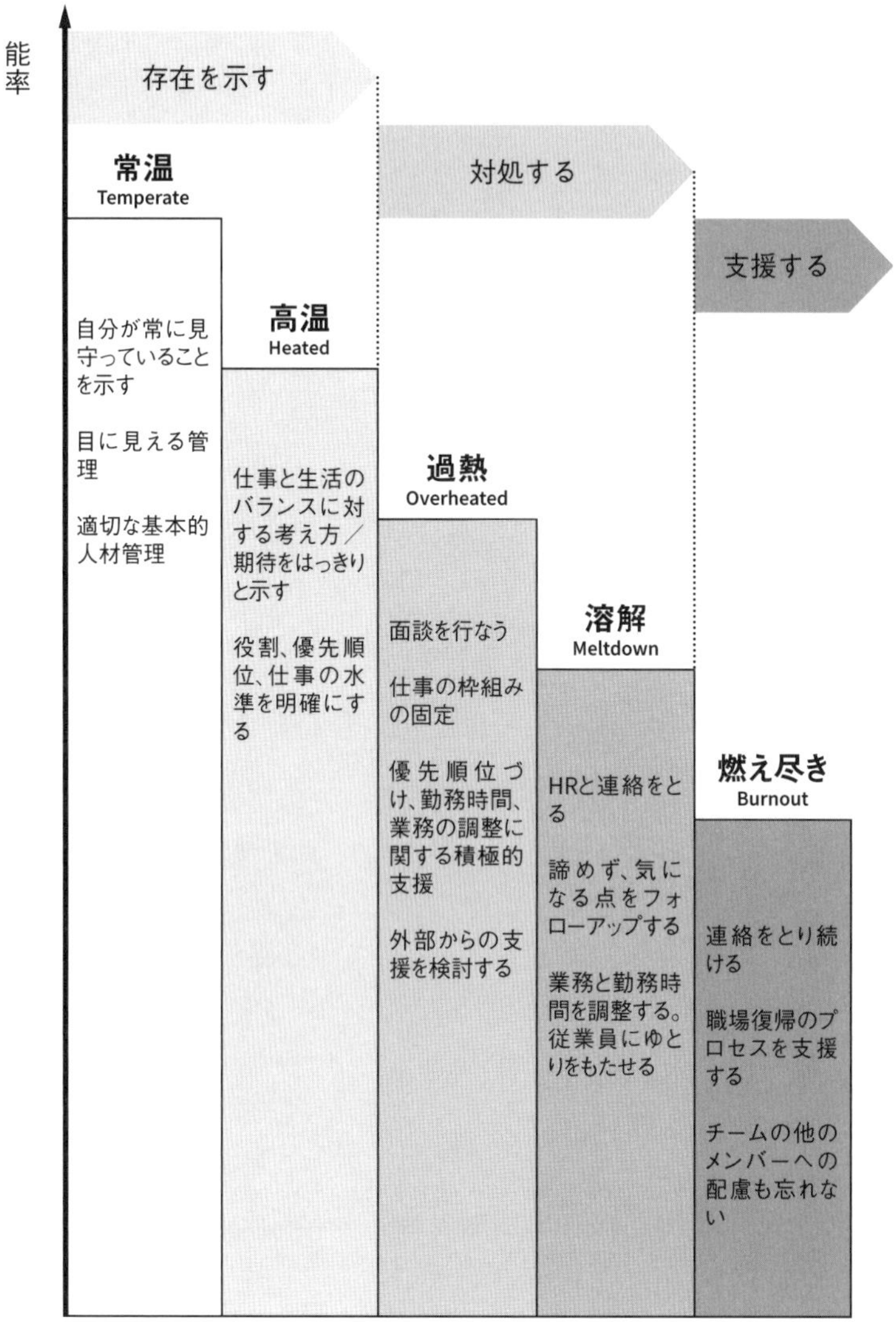

PART
4

上司がストレスに襲われるとき

WHEN THE MANAGER DEVELOPS STRESS

「管理職として、私は共同事業を成功させ、画期的な成果を挙げるのに重要な役割を果たしました。あのときは誰かがどうにかしなければいけない状況だったので（中略）私が乗り出しました。（中略）私がいなかったら事業は破綻《はたん》していたでしょう」[3]

言うまでもなく、ストレスは管理職にも発生します。２０１４年のデンマーク管理職経営者協会の調査では、デンマークの公共部門で働く管理職の16％が「大きなストレス」または「非常に大きなストレス」を感じていると報告されています。実際、さまざまな国際的研究においても、管理職はとくにストレスを受けやすいことが指摘されています。パート１で述べたように、管理職の仕事には現代の知識や人間関係に関わる幅広い要素や力学が含まれています。冒頭に引用したのは私たちがストレスの治療に関わった公共部門の管理職の言葉です。管理職がどれほど自分の責任の重さを感じているか、どれほど自分が成功と失敗のカギを握っていると思っているかが、よく表れています。

このパート４では、管理職がストレスを抱える原因と経緯、また、ストレスが、あなたとあなたの仕事、そしてとくにあなたのスタッフに与える影響について考えます。さらに、一連の原則を使って、あなた自身がストレスを抱えるのを防止し、ストレスを抱えた場合に役立つ各種の対処法を紹介します。それを実践すれば仕事に対してよりバランスのとれ

3　パート4の引用は、私たちがストレスの治療をした管理職に聞き取り調査を行なった際のものです

た取り組みができるはずです。

前に述べたように、人々は、ストレスで苦しんでいても、それを認めることに抵抗を感じがちです。役職のないスタッフにもストレスは恥ずべきことだと考える人が多いますが、管理職のあいだではタブーも同然です。多くの組織ではストレスはおおっぴらに話せませんし、組織階層の下のほうにいる人だけが襲われるものと見なされがちです。私たちの調査でも、重役に近づけば近づくほどストレスを抱える可能性が低くなると考える傾向がはっきりしています。上層部の管理職の中には古くさい時代遅れの考え方に陥っている人が多く、いまだに「ストレスは弱者のものだ」と思っているのです。もちろんそれは間違いで、経営陣や管理職もストレスに苦しみます。そして不幸にも、その人たちの多くは、ストレスを認めることは最終的な失敗を認めることと同じだと信じているのです。なぜなら、管理職の仕事は、物事の優先順位を決め、部下に役割を委任し、広い視野をもち、全体をうまくまとめる能力で成り立っているからです。ストレスは、もたらされる結果が非常に大きく、計り知れないので、「もはや元に戻れない地点」と感じられるのかもしれません。

優先順位を決める能力や効率を挙げる方法についてはあとで示しますが、あなたが仕事をする枠組みや条件を変える方法についても同じように注目します。管理職の中には、労働条件を変えるという発想はあり得ないし問題にならないと考えて、抵抗を示す人がいます。しかし、前に述べたように、ストレスは私たちの対応能力を向上させるだけで避けたり取り除いたりできるものではなく（多くの場合、外的な枠組みや条件の変更が欠かせません）、それは管理職にもあてはまります。

マネジメントのジレンマと際限のない仕事

管理職の仕事に終わりはありません。ＴｏーＤｏリストは際限なく続き、最後の項目をチェックしようとした矢先にも何か他の用件が現れます。何かをやり終えたと感じたり、片づけるべき仕事がないとか、視野の中に新しいプロジェクトはないと思えたりする瞬間はほんのわずかです。たとえそんな希有《けう》な時間があったとしても、たいがい不安がつきまといます。忘れていたり見落としていたりすることがあるに違いないと思ってしまうのです。常に、他にすべきことや、着手すべき新しいプロジェクトや、もっと効率良く構築できるはずの業務を抱えているのです。前に述べたように、同じことは役職のないスタッフの多くにもあてはまりますが、こうした感覚がはっきりと語られるのは管理職のあいだです。マネジメントは終わりのない仕事だというこの感覚は、おもに次の理由で生まれます。

・役割がきちんと定義されていない――参考にすべき虎の巻がない

・他の人々に依存している――自分の努力だけでは何もできない

・自己開発が期待されている――担当分野とマネジメント・スキルにおける成長を生涯、追求しなければならない

管理職の役割の定義はたくさんあります。典型的な例が「人を通じて、あるいは人と協力して成果を挙げること」です。最終的に自分の業績として評価される成果のすべてを自分1人で生み出すのは不可能だということをきわめて明白に示しています。管理職が物事を成し遂げるためには他の人々を動かさなければいけませんが、どうやってそれを実行するのでしょうか？　手段と目的という観点から見ると、その仕事はどんなふうに見えるのでしょう？　いつそれをやり終えられるのでしょう？　スタッフがまったく違うことを期待しているために、スタッフを動機づけできないときはどうすればいいのでしょうか？

これらの問いに答えるためには多くの洞察や熟慮が必要です。もし、あなたが経験を積んだ管理職なら、答えが、任務、組織、関係するスタッフなどによって異なることがわかるでしょう。ある組織では正しいやり方が、別の組織では明らかに間違った方法と見なさ

れたりします。たとえば、スタッフがかなり高度な戦略的判断に加わることが期待される組織もあれば、スタッフに自分の役割に集中することを求める組織もあります。ある組織では、プロジェクトにゴーサインを出す前に、明確な工程や、リスク分析、リスク緩和戦略を含む詳細な計画を重役に提出しなければなりませんが、他の組織では重役はそうしたことにまったく関知しません。

管理職は状況を読む能力に長《た》けている必要があります。管理職は会社を理解し、その特色をうまく利用できなければいけません。つまり、どんなときに会社の特色を受け入れてそれに従うか、どんなときにその特色に異議を唱えて変えるべきかを熟知している必要があります。そのためには社会的知性と観察力が強く求められます。また、仕事がコンテキストに依存し、常に変化することも重要な点です。そのため、物事を正確に述べようとすると困難が伴います。これらすべてが意味するのは、管理職が、広く自由裁量が認められているという感覚と、役割に明確さが欠けているという感覚の両方をもっていることです。ですから、組織が、職務内容説明書やキャリアパスにおける管理職の役割をどれほど注意深く規定しようとしても、必ず解釈の余地が残るでしょう。

管理職は組織における重要な焦点です。あなたのチームが生み出した成果は、部門全体の業績と組織全体の戦略に流れ込みます。あなたは、成果の内容、質、達成までのスピードによって評価されます。すべてがうまくいけばあなたの功績になりますが、失敗すればあなたの責任になります。成果には無数の要素が影響し、その中にはあなたがコントロールできないものも含まれます。管理職は物事の結果に影響を与えるために多くのことができますが、それにも限界があります。

あなたの仕事は、他の人々に依存しているために余計複雑になっています。あなたは、個人とチームとビジネスの、すべての分野を同時に管理しているのです。特定のスタッフの要望に基づいた判断は、他の誰かにマイナスの影響を与えるかもしれません。チーム全体のニーズに応えるための変更が特定の個人を打ちのめしたり、他の部門や他の管理職の反発を招いたりすることもあります。適切な意図に基づいて判断していても、こうした力学を常に考慮するのは不可能です。多くの管理職には、絶え間ない改善や、イノベーション、発展、最適化などへの期待が本質的に託されています。「私たちにははっきりわかるのは、すべては変化するということだ。そのペースはどんどん速くなっている」とか「すべてのマネジメントは変更管理（訳者注：組織に必要な変更の発見と実現に組織的に取り組むこと）だ」といった発言が、さまざまな管理職養成コースで飛び交っています。こうした絶え間ない変化のために、管理職という役割はますます明確なかたちのないものになり、往々にして、自分はとうてい満足のいく管理職とは言えないし、状況には常に改善の余地があるという思いをつのらせるのです。

マネジメント――アイデンティティーの蜜壷《みつつぼ》

前のセクションで述べたような問題があるにもかかわらず、管理職は、単に決まったかたちがなく、基本的に骨の折れるだけの役割ではありません。もしそうならば、管理職の地位に大きな魅力はないでしょう。管理職は、人を夢中にさせ、魅了し、興奮させる、やりがいのある仕事でもあります。組織の中で重要な役割を果たし、自分1人が全力を振うよりも大きな成果を生み出す仕事は、とても意欲をかき立てられるものです。管理職として、あなたは独自の洞察をはたらかせ、戦略を立て、その改良を助けたり、組織の発展を支援し、重要な事業目標を達成し、どうしても勝たなければならない闘いに挑んだりします。管理職には、意思決定し、実行し、監督する権限と権威があります。スタッフの健康や福利に配慮し、スタッフが現在の役割において実績を挙げ、能力開発できるように取り組むとともに、スタッフに新しい役割を見つけるのも管理職の仕事です。飛躍的な成果が挙がるように人を自分のために働かせる権力を手にできるのは、陶然とするほど魅力的でしょう。それは、台風の目の中にいるような、あらゆるものの中心にいるような感じがするはずです。

あなたの組織の上級管理職に個人的に呼び出され、戦略上の重要な問題を解決するように依頼されたと想像してみてください。あなたを選んだ理由は、責任をもつ分野で経験を積んできたことと、複数の同僚がその仕事にはあなたが適任だと推薦したことだと言われます。あなたは一瞬考えて状況を理解します。そのとき、自分の体に起きていることに注意してみましょう。興奮が感じられないでしょうか？　心臓がドキドキし、体が温かくなり、頭脳がフル回転し、さまざまなアイデアが浮かんでくるのではないでしょうか？　きっと気持ちがいいはずです。心だけではなく体の具合も良く感じられるでしょう。

新たな責任を引き受けるように促され、成果を挙げると、自分は重要で有能な人間であるというアイデンティティーが確認できるだけではなく、意欲、好奇心、興奮などに関係する脳のドーパミン中枢が刺激されます。ドーパミンの放出によって、まもなく報酬か懲罰が与えられるという信号が脳に送られます。それに刺激されて私たちはいっそう努力し、働き続けるのです。純粋に身体的には、ドーパミンは快感を生みます。

こうした勧誘は私たちの社会的本能をも刺激します。人間は、生物学的に、重要な社会的ネットワークに参入しようとする傾向をもっています。上級管理職からの誘いは、組織集団でのあなたの役割と重要性を証明します。あなたは、中枢的グループ、特別な排他的コミュニティーの一員となるのです。あなたは注目され、認められることによって、深い、本能のレベルで突き動かされます。そして、すでにスケジュール帳がいっぱいになっているという事実を頭の隅に追いやるでしょう。なぜなら、あなたがそれを求めているからです。

あなたは、クマのプーさんが蜜壷に引き寄せられるように管理職に引きつけられます。やりがいのある仕事や責任や影響力は、甘く、魅力的ですが、ハチミツのように手にくっついて容易に取れなくなります。そのため、多くの人が管理職をただの仕事ではなくライフスタイルの1つだと考えているのは驚くに値しません。私たちは「私は管理職です」とは言っても、「私は管理の仕事をしています」とは言いません。管理職は、社会的・個人的なスキルと資質が大きな役割を果たす仕事です。仕事とアイデンティティーの融合は管理職においてとくに顕著に見られます。

管理職というライフスタイルを選ぶと、多くの場合、週37時間には押し込められない努力が必要になります。長時間働くことで、自分自身も他の人々も、あなたがほんとうに管理職であることを再確認するのです。その結果、蜜壷は大きくなり、粘着力を増します。長時間労働を受け入れることは、時に労働基準のゆっくりとした崩壊の始まりを意味しますが、たいていの管理職はそれに気づきません。私たちが会った管理職は、週5日間、午前5時から午後11時まで働いていながら、なぜ自分が疲れているのかわからないと言っていました。仕事がきわめて面白く、満足のいく成果が挙がっているからです。

管理職の複雑さとジレンマ

管理職の仕事が非常に複雑なのは、人の集団と仕事の全分野に責任をもつことに一連のジレンマが伴い、そのジレンマに時間とエネルギーを大量に消費するからです。

管理職の性質と限界に関連する普遍的な問題に加えて、現代の管理職は広範囲のジレンマに直面しなければならず、その一つ一つがストレスの潜在的原因になります。ジレンマの一部は、あいまいで決まったかたちのない管理職の性質によってもたらされるもので、次の図のように示すことができます。

これらは、私たちがコンサルタントとして見てきたジレンマの中で最も一般的なものです。知識労働が中心になった現代の職場で管理職が直面する役割や問題の多くは単純ではありません。実際、それらは異なる観点のあいだに本質的に存在する対立を含んでいます。ある意味で、あなたの仕事は、上級管理職とスタッフのあいだに橋を架け、プロ意識と予算のバランスをとり、業績を持続できる文化を創造することだと言ってもいいでしょう。これらの役割はどれも単純ではありません。もし単純なら管理職は不要でしょう。

こうしたジレンマのどれかに直面すると、あなたは有効な解決策を考え出そうとして、多くの精神的エネルギーを費やすでしょう。すると、ジレンマはあなたの思考を支配し、活力と仕事を処理する能力を奪い始めます。その結果、あなたは無力で、体が麻痺《まひ》してしまったように感じ、自尊感情にダメージを受けるかもしれません。言い換えると、ジレンマへの嫌悪感がつのってストレスの潜在的原因になるのです。ジレンマに直面したときは、自分の能力や資質が自分に課せられた要求に対応できないと思ってしまう危険があります。

現代の管理職にとっての代表的なジレンマ

民主主義のジレンマ　**どのくらい自分で決めるか？ どうやってチームの意見を取り入れるか？**

すべてを自分で決めれば時間を節約できるが、チームのやる気をそぎ、専門知識を活用できなくなる。

チームを巻き込みすぎれば意思決定ができなくなり、権威と方向感覚を失う危険がある。

能率のジレンマ　**どのくらい安定性を重視し、どのくらい最適化を重視するか？**

事業運営を重視すればすぐに顧客や出資者を満足させられ、つまり短期目標を達成できるが、能率が低下し、人員削減を強いられる危険がある。

最適化を重視すれば長期的に経費を節減したり利益率を向上させたりできるが、改革には時間がかかり、短期目標を達成できない可能性がある。

業績のジレンマ　**自分のチームに何が要求できるか？　チームのメンバーが過重労働だと思っていることに、どれだけ配慮すべきか？**

強硬な姿勢をとって野心的な業績管理をすればより良い成果を挙げられるかもしれないが、チーム内にストレスを引き起こす危険がある。

メンバーに感情移入して、チームにプレッシャーがかかっていることを認識すればチームとの関係は向上するかもしれないが、業績契約の目標を達成できず、怠惰を助長する危険がある。

板ばさみのジレンマ　**上司や重役のニーズや要望にはどのくらい耳を傾け、チームの意見にはどのくらい耳を傾けるべきか？**

大きな展望や、自分と自分の担当分野に突きつけられている要求など、上司にとっての現実ばかりに耳を傾けていると、上級管理職とのあいだには緊密な関係を築けるかもしれないが、物事の詳細や日々の業務運営から目をそらしてしまう危険がある。

チームとチームにとっての現実ばかりに耳を傾けていると、メンバーとの関係が向上し、メンバーのモチベーションが高まって、自分をサポートしてもらえるだろうが、上司の関心や支援を失う危険がある。

発展のジレンマ　**どのくらい自分の仕事の範囲を明確にし、それに準じるか？ 自分の仕事を、どのくらい発展させ、拡張するか？**

一番の関心事が、自分の役割と責任の範囲を明確にし、その範囲内で仕事をすることであれば、ストレスを防ぎ、人生の他の（重要な）ことをする余裕がつくれるが、退屈し、人々に後れをとる危険がある。

最も重視するのが自分の仕事と責任を発展させ拡張することであれば、興奮と、意欲と、顕著な成果を挙げる可能性を生み出せるだろうが、人生が仕事一色になってしまう危険がある。

ポイント
次の問いを考えてみましょう。

・あなたが管理職としての役割の中で出合うジレンマは、具体的にどんなものですか？
・圧倒されたり、行き詰まったように感じるジレンマは、具体的にどんなものですか？

あなたがジレンマに蝕《むしば》まれないように、管理職が出合うジレンマに建設的に対応する方法をあとで詳しく説明します。その前に、まず、管理職に見られる典型的なストレスの兆候と、ストレスが管理職の役割に与える影響を見ておきましょう。

管理職の典型的なストレス症状

もしあなたに少しでも管理職を務めた経験があれば、精神的に、あるいは時間の面で、普段よりも多くのものを求められた時期があったでしょう。そうした忙しく厳しい時期は、きっと面白いと同時に辛く、刺激的で意欲が高まると同時に疲れて消耗する時期でもあったはずです。管理職が難しい問題に出合うとき、悪いことばかりであるのはまれです。管理職という役割が本質的にもつ二重性のために、負担が過大になっても気づくのが難しいのです。極度の忙しさは成功のしるしであり、自分がかけがえのない存在である証拠だと解釈される可能性があるからです。そして、それはさらに別のジレンマにつながります。なぜなら、忙しすぎると仕事を的確にこなす能力が損なわれてしまうからです。

マネジメントの質と能率は量に伴って上昇するわけではありません。まったく逆です。しかし、あなたは活動の真っただ中にいることを楽しみ、組織にとって重要な存在であることに快感を覚えます。その一方で、ストレスの破壊的な力に気づき始めるかもしれませんが、あなたはそれを無視したり、寄せつけないようにしたりするでしょう。

ストレスに関連した精神的重圧の兆候は、管理職に見られるものも他のスタッフのものと大きな違いはありません。ただ、私たちの経験では、管理職の場合、兆候が長期間見過ごされる傾向があります。というのも、結局、ストレスを抱えているのが管理職のデフォルト状態になってしまうからです。言い換えると、あなたはさまざまな症状に慣れてしまい、それらはすべて管理職であることの一部にすぎないと考えるようになるのです。この認識が、管理職の同僚によって補強されることもあります。忙しさが、さりげなく皮肉を込めた、突き放したようなユーモアで語られるのです。「日曜の夜は、1週間の中で一番貴重な仕事時間だ」とか「カップル・カウンセリング（訳者注：夫婦や恋人が2人の問題を解決するために一緒に受けるカウンセリング）に行きたいんだけど、時間がないんだ」などと。

誰もが知っているとおり、ユーモアは、一抹の不安がありながらも困難な課題に立ち向かおうとするときに効果的なメカニズムです。私たちは、苦しさや恥ずかしさを伴う感情を自分から引き離そうとします。たとえば「そんなに悪いことじゃないよ。みんな大人なんだから、できないときはノーと言えばいいんだ」と言うように。しかし、同僚や上司の目に映る自分の姿を考えると、ノーと言うのはきわめて困難です。その結果、管理職であることは何を意味するか、どれだけのことが達成でき、また達成しなくてはいけないかについて、一般に認められている理屈を受け入れてしまいます。

私たちは、管理職教育とストレス予防の仕事をする中で、マネジメント能力に大きな悪影響を与える特定のストレスの兆候を見出しました。それは次のようなものです。

- **睡眠障害**
- **精神的反芻《はんすう》**：くよくよと思い悩んだり、1つのことを過剰に考え込んだりすること
- **注意欠陥障害**

・**社会的行動の変化**：短気、社会的孤立など

これらの症状にはとくに注意を払わなければいけません。とりわけ、症状が長期間続く場合は特別な注意が必要です。過労が近づいている前兆だからです。いつか何らかの対応をする時間や機会があるだろうと考えてはいけません。すぐに対処する必要があります。長期間続いたストレスは、短期的にも長期的にも悪影響を及ぼすからです。どの症状もあなたが管理職として仕事をするうえで不幸な結果を招く可能性があります。

次のセクション以降で、この４つの症状について解説し、通常、それらに続いて発生するストレスを止める方法を示します。

睡眠障害――不眠と早朝覚醒

「ぼくは、よく、朝早くに目が覚めるけど、そういうときは、気がつくとウインドサーフィンじゃなくて仕事のことを考えてる。いろんなことがのしかかってくるのがわかるんだ」

管理職は、仕事で普段より大きなプレッシャーを受けているとき、しばしば睡眠不足やその他の睡眠に関連する問題に悩まされますが、それらは過熱段階によく表れる重篤な症状です。睡眠障害の始まりは、ほとんど永遠の伴侶《はんりょ》と化しているノートパソコンをソファ

ーや食卓で開いて、夜も仕事を続け、それが深夜にまで及ぶことです。あなたは、起きている時間のほとんどすべてを仕事に費やし、人に追いつき、先んじようとします。これには、いくつかの理由で問題があります。まず、リラックスしたり、趣味に使ったり、家族や友人と過ごす時間のあまりに多くを仕事が占領していることです。研究によれば、コンピューター画面のブルーライトは、睡眠覚醒周期を調節するメラトニンというホルモンが松果腺《しょうかせん》から分泌されるのを遅らせることがわかっています。そのため、夜ようやく羽毛布団にもぐりこんでも、眠りに落ちるのが難しく、睡眠も断続的なものになりがちです。言い換えれば、夜にコンピューターで仕事をするのは、リラックスする能力と睡眠パターンに深刻な影響を与える可能性があります。

入眠障害に加えて、多くの管理職は一晩中眠っていられないという問題も抱えています。真夜中、たとえば午前4時に目を覚ますなどということが、過重労働をしているときにはよく起きます。早朝覚醒は精神的負担の兆候でもあります。脳のオフィスが異常に早い時間にドアを開いて、膨大な量の仕事に対処しようとするのです。脳は、潜在意識の中に飛び交っているすべての仕事や締め切りに対処するために、データを処理し、問題を解決し始めます。しかし、困ったことに、午前4時には私たちの問題解決能力はひどく低下しています。その時間帯には、人間の思考は不合理なことに向かう傾向があり、悲観的な考えと最悪のケースのシナリオに支配されるのです。また、目が覚めてから最初の20分間は、脳は「睡眠慣性」の状態にあり、記憶力と判断力がともに低下しています。

もしあなたが寝つけないとか、夜中に何度も目が覚めるといった症状を経験したことがあるなら、それがあなた自身と仕事と気分に与える影響を知っているでしょう。研究によって、睡眠は健康にとって非常に重要であり、睡眠不足は判断力に大きな影響を与えることがわかっています。一晩に4、5時間しか眠らない日が1週間続くと、血中アルコール濃度が約0・1%になったのと同じ影響が生じます。とても、良いマネジメントをするために最適な状態とは言えません。また、脳をスキャンすると、睡眠不足によって感情を含む認知プロセスが大きく損なわれることがわかります。言い換えれば、ある種の感情を含むかもしれないマネジメント上の問題は、睡眠不足で悩んでいる管理職には対処しにくいということです。現実には、感情に流されて、判断を誤る可能性が高いでしょう。

あなたの職場に「ストレスの階段」を下っているメンバーがいるとき、あなた自身の判断力と、相手の気持ちを理解する力が正常にはたらいていなければ、そのメンバーの問題に気づき、建設的に対処するのは難しいかもしれません。

睡眠障害は、多くの管理職にとって大きなジレンマになっています。「もっと睡眠時間が必要なのはわかっているし、睡眠不足が悪い影響を与えていることもわかっています。でも、スタッフに大きく後れをとっているので眠れないんです。もし、もっと早く眠ろうとしたら、私がしなければならない仕事を全部やり終えられません。ベッドに行っても、ただ横になったまま仕事のことを考えているだけでしょう。一方で、私が起きて仕事をして、4時間しか寝られなかったら、午前中ぼーっとして、やはり満足な仕事ができないでしょう。それでさらに後れをとることになるんです」

睡眠不足はストレスの結果であり、原因でもあります。睡眠不足は悪循環を生むので、多くの管理職にとって過労の最も恐ろしい症状です。単に睡眠を管理するだけでは睡眠不足は克服できません。まったく逆に、睡眠は、束縛からの解放であり、管理の放棄です。睡眠を管理し、それを1つのプロジェクトにしようとする試みが成功するのは、往々にしてそのプロジェクトの出来が悪かったときなのです。

どうしたら睡眠障害を防げるでしょうか？　安眠健康法は、多くの場合、成果が出ます。ストレスを抱えているときは簡単に寝つけるという保証はできませんが、体がリラックスする力が向上します。

・寝る前の2、3時間は、コンピューター、スマートフォン、iPad、できればテレビも見ないようにする。その代わり、読書したり、誰かと話をしたり、何か実用的なことや創造的なことをする

・夜はアルコールやカフェイン入りの飲み物を避ける。アルコールは眠気を誘うが、あとで体がアルコールを分解し始めると眠りが妨げられる可能性がある。確かな経験則から助言すると、睡眠障害がある期間はコーヒーや紅茶を午後3時ごろまでで

やめ、1日2杯程度に制限するといい

・軽い運動、たとえば、ウォーキング、ヨーガ、ストレッチなどは、心を静めてリラックスさせてくれる

・毎日、決まった時間に就寝し、起床するように努める

・必要なら、眠りのための瞑想、リラクゼーション音楽、ホワイトノイズ（訳者注：集中力を高める効果や安眠効果があるとされる）、マインドフルネスなどのアプリを使う。アプリの中には、とくに入眠を助けるようにつくられたものや、夜中に目覚めるのを防止してくれるものもある

精神的反芻——同じことを繰り返し考えるとき

「夫に尋ねたら、当時の私が考えていたのは仕事のことだけだったと答えるでしょう」

精神的反芻とは物事をくよくよ考えることを意味します。あなたの意識が1つのネガティブな思考と感情にずっと留まり続ける現象で、ちょうど円の中をぐるぐる回り続けるよ

うな感じです。この認知プロセスは通常、気分の落ち込みや失望に関係しています。精神的反芻は必ずと言っていいくらいストレスと関係していますし、管理職が夜遅くまで眠れないでいるときは、たいてい、この負のスパイラルにはまっていることもわかっています。典型的な反芻スパイラルは次のようなものです。

この例が示すように、負のスパイラルは、逆行する、反応性の要素（自分は何をしたのか、何をすべきだったのか）と、できたかもしれない行動に注目した前向きの要素（問題を解決するために将来何をすべきか）から成り立っています。精神的反芻が目前のことについて行なわれることはまれです。反芻の対象は、過去の出来事についての後悔と、将来についての不安です。私たちは自分の思考にとりつかれ、過去に起きたことと将来起きることを、執拗《しつよう》に、苦しみながら分析するのです。今、目の前に起きていることには注意が払われません。

常に自分の成果を評価していて、その過程で自分の能力に自信をなくすのは、管理職にとって自然なことです。なぜなら管理職の役割には決まったかたちがないので、いつ目標を達成したのか特定しにくく、前進しているのかどうかさえも見極めにくいからです。また、たいていの管理職は、自分の優先順位のつけ方や意思決定に関して、スタッフや同僚、パートナー、上級管理職から異議を唱えられた場面を思い出せるでしょう。これもまた、組織の中で仕事をするうえでは自然なことです。あなたがある集団のリーダーということになっていれば、あなたの決定は他の分野に影響を及ぼすので、多くのフィードバックと

反芻スパイラル

あの会議で私はなんであんなに役立たずだったんだろう？
自分の部門を守るために闘うべきなのに。
もうあのプロジェクト・チームの一員ではいられないだろう。

でも、先に進む選択肢が減ってしまう。
他の人はどう思っただろうか？
たぶん、体調が悪くて頭がぼんやりしてたとでも思っているだろう。

もっと影響を与えるようなことをしないと、
彼らが私を尊敬してくれないだろう。
だが、尊敬に値するものって何だ？
私に実際にできることは何なんだろうか？
いつか彼らにわかってしまうだろう、
私がほんとうは管理職にふさわしくないことが。

こんなに弱気になっていても仕方がない。
気を引き締めなきゃいけない。
なぜしっかりできないんだろう？

同僚たちはみんな、得意分野とスキルを広げている。
結局、私が得意なことって何なんだろう？　何もないんじゃないか。
仕事を辞めたほうがいいのかもしれない。

批判を受けることは避けられません。

管理職の役割が果たされるのは、おもに交渉の場だと言えるでしょう。そこでは、資源や定義や権限などについて絶えずやり取りが行なわれています。言い換えれば、あなたの決定がすべての人を幸せにするとはかぎらないのです。喜ぶ人も、失望する人も、困惑する人もいるでしょう。当然、多くの管理職は、時間をかけてフィードバックに対処し、利害関係者への対応を考え、アプローチ全体の効果を考慮します。自分のアプローチを評価し、良い点からも悪い点からも学ぶことが、反省を含んだマネジメントには欠かせませんし、必要なのです。

しかし、定量的変化は、管理職が長期にわたって大きなプレッシャーを受けているときに起きやすいので、管理職は自分の能力をますます疑うようになります。健全な懐疑と反省は自責の念と自己批判に代わります。過熱段階や溶解段階で精神的反芻の泥沼にはまる管理職はよく見られます。

反芻は、終わりのない思考のスパイラルです。私たちは、無益にもそこから抜け出す方法を分析し、脱出を試みます。導かれる結論は、会議での議論が下手だった（と自分には思える）、十分に良い管理職ではない（と自分には思える）、あるいは、自分が詐欺師だとみんなに知られる前に諦めるべきだった（と自分には思える）などですが、どれも助けにはなりません。それなのに、どんなに努力しても、こうした考えを頭から追い出すことができません。しつこく何度も現れ、脳裏にこびりつくのです。反対に、研究によれば、考えを消去したり、コントロールしたり、押さえ込もうとすると、ますます執拗さが増すことがわかっています。

どうすれば精神的反芻を防げるでしょうか？

反芻は、（思考が自動的にはたらく）認知プロセスなので、完全に止めたり、コントロールしたりするのは困難です。あなたにできるのは、自分を訓練して反芻を前向きに使うようにすることです。そのためにはセルフケアを実践し、頭に浮かぶ思考や感情を受け入れなければなりません。思考や感情を、絶対的な真実ではなく、示唆だと見なす訓練をしましょう。それらは現実について可能な解釈を提示しているだけで、他にも多くの解釈があり、あなたは自由に選べるのです。悲観的な考えが浮かんで下向きのスパイラルに入り始めたら、次のことを試しましょう。

・考えていることを書き出す。紙に書かれたものを見ると客観性が生まれ、状況をもっと現実的に見られるようになります

・何らかのエクササイズや散歩やストレッチをして、体を動かす。そうすると、今という瞬間を意識するようになり（自分がその一部になり）、焦点が、「過去と未来」

から「今この瞬間」に移ります

・自分がなりたい管理職像（あるいは人間像）に近づくためのことをする。前に述べたように、反芻ではたいてい、思考が、しなければならないことやすべきことのまわりをぐるぐると回ります。そうではなく、自分がしたいことに焦点を絞るようにしましょう。たとえば、特定のスタッフに心からの関心を示し、時間をとってそのスタッフの提案に耳を傾け、提案の背後にある考えについて話し合います。あるいは、とくに興味をもっているマネジメントの問題について、同僚と知識を交換することに時間を割きましょう。肝心なのは、活動的で生産的なことをすることであり、自分の想像の産物にとらわれてはいけません

・セルフケアの時間をとる。たとえば、休憩をとる、散歩に行く、深呼吸をして意識を集中させる、空を見上げる、おいしいコーヒーを味わう、などです

・マインドフルネスのエクササイズを行なって、今ここ、に意識を集中させる。反芻は、私たちを過去についての後悔と未来についての不安に陥れますが、現在を見つめることは私たちを解放してくれます。呼吸や体に意識を集中させれば反芻の苦しいスパイラルから抜け出しやすくなります

精神的反芻は、しばしば睡眠障害と組み合わさって、あなたの健康と能力に重大な影響を与える可能性があります。睡眠障害が続いて衰弱を引き起こすようなら、こうしたプロセスに長年取り組んできた心理カウンセラーに助けを求めることをお勧めします。

注意欠陥障害

「ただ思い出せなくなりました（中略）。部門の会議に出ていて、私の前の席に座っていた人が言った内容が少しも思い出せなかったのです。でも、重要な話だったことはわかりました。自分がとったアポイントメントも思い出せませんでした。スケジュール帳だけが頼りでした。何しろ、次はどの会議に行けばいいのかまったくわからなくなったのですから」

ストレスは私たちの認知、記憶、作業能力に影響します。前に述べたように、とくにマネジメント能力は長期のストレスの影響を受けます。管理職では、おもに次のような能力に影響が出ます。

・**広い視野で問題を捉え、データを処理する能力**：たとえば、戦略、財務、予算に関

する仕事。組織間の活動に参加する能力。あなたの担当分野で大量の複雑なデータが含まれた調査結果を分析する能力

・**記憶力**：たとえば、自分がとったアポイントメント、人に約束したこと、スタッフから報告されたイベント、計画、会議などを覚えておく能力

・**意思決定能力**：たとえば、スタッフの中で、どのメンバーに何をさせるか判断することや、資源の配分の仕方、優先順位や資金投入などを判断する能力

これらの能力はどんなマネジメントの仕事においても、間違いなく中核になる必須の能力です。こうした能力が落ちてきたと感じたら、マネジメントを適切に行なうことが難しくなります。管理職の主要な役割は、物事を広い視野で捉え、多くの複雑なデータを処理し、そのデータを基に意思決定をすることだと言えるでしょう。もしあなたが、全体像を見られなくなり、データを処理できず、決定も下せなくなったなら、管理職としてどうやって仕事をすればいいのでしょう？　他の誰がそれをこなしてくれるのでしょうか？

研究によれば、管理職の多くが注意欠陥障害の人々に見られるのと同じような症状を呈しているそうです。重要な違いは、多くの管理職の場合、症状が一時的な過重負担の結果にすぎないことです。実際、早くも高温の段階で兆候が見られます。絶え間ない過剰刺激、

速いテンポ、頻繁な中断、休憩や息抜きの欠如（多動性環境と言ってもいいでしょう）は、衝動性、心の動揺、広い視野の喪失、いら立ち、決断力の低下につながります。

「とてもエネルギッシュな環境でした。そのスピードで働くことに体は中毒になり、脳は常に能力以上の速度で回転していました」

この引用が示すように、精神的な過負荷は必ずしも人を落ち込ませるとはかぎらず、人をお酒に酔ったように興奮させ、いわゆるアドレナリン・ラッシュを引き起こします。質的には、この経験はフロー（訳者注：ある行為に完全に没入して最大の能力を発揮し、充実感や達成感や喜びを得ている状態）に似ていますが、異なるのは、フローやハイパフォーマンスが、休息や回復と密接に関連し、それらに依存している点です。精神的な過負荷の最中は、脳はフル回転していて、必要な休息をとりません。このため、やがて仕事を成し遂げる能力や実績を損ねてしまいます。

したがって、心理的な過負荷に対処するには、激しく活動していたときに受けたダメージを副交感神経系が修復するあいだ、脳に再充電をさせなければいけません。

ポイント
次の問いを考えてみましょう。

・どんな状況や場面で、あなたの脳が仕事について考えるのをやめて、ちゃんとリラックスしていると気づきますか?

・そういう状況をどのぐらいの頻度で優先させていますか?

この質問をすると、管理職はしばしば「夜にネットフリックス（訳者注：映画、ドラマなどのオンライン・デマンド放送）を見ているとき」とか、「家に帰る途中の電車でキャンディークラッシュ（訳者注：パズルゲームアプリ）をしているとき」などと答えます。それらの悪い点はどこでしょう? テレビを見ているときや、スマートフォンでゲームをしているときはリラックスできないのでしょうか? くつろいだ気分になっているかもしれませんが適切な回復はできません。必要なのは、再充電してストレスによるダメージを修復してくれる状況なのです。前に述べたように、ディスプレイのブルーライトは脳の受容体を刺激し、睡眠サイクルに影響を及ぼします。さらに、重要なのは、脳のスイッチを切るというだけではなく、今ここ、に注意を向け、その瞬間に存在することなのです。

どうやって精神的過負荷と注意欠陥障害に対処したらいいでしょうか?

・職場でも家でも、平穏と静寂と休憩を優先する。管理職がこれを優先させるのが難しいのは、主要な焦点を業績と効率に置いているからです。トップアスリートでさえ、体力を回復するために休息日を必要とするのを忘れてはいけません

・職場、デスクでは視覚的な落ち着きを優先し、きれいに整頓して不用品は処分する。管理しやすく整然とした環境があると、広い視野で物事を捉え、精神的エネルギーのレベルを維持しやすくなります

・スケジュール帳に「考える時間」を設定し、そこには会議を入れないようにする。心穏やかに仕事に没頭する時間が必要です。邪魔が入らないと、パート2で紹介した、重要なシステム2の思考を実践することがはるかに容易になります

・ひと休憩して、同僚や友人、パートナーと仕事以外のことを話す。仕事以外のことに注意を向けると、広い視野と健全な距離感が生まれます。結局のところ、仕事はただの仕事にすぎないのです

・何かエクササイズをする。最低でも、仕事中や仕事のあとに短い散歩をしましょう

・積極的に計画を立て、優先順位を決める。他の人の要望や質問に1日中かかりきりにならないようにしましょう。管理職は、絶えず仕事を中断され、質問に答えたり他の人の仕事を手伝ったりしているとすぐに1日が終わってしまいますが、自分がするべきことや目標に集中する時間も必要です

・在宅勤務を取り入れる。静かで能率的な労働環境は自宅につくるほうが簡単です

・テクノロジー・デトックスを目指して、しばらくソーシャルメディアから遠ざかる。スマートフォンに依存して頻繁にアップデートしていると、頭が混乱し、集中するのが難しくなります

・食べ物や飲み物に気を配る。それはどんなエネルギーを与えてくれるのでしょうか?

社会的行動の変化

「チームの中でも要求が多いメンバーの1人と、1対1のミーティングをしたときの話で

す。彼女が、私が知るかぎりすでに済んだことをまたもち出しました。117回目です。もう終わりです。私は激怒して彼女に叫びました。『もうたくさんだ。やめろ！』」

私たちは、精神的な負担がかかっていると、しばしば他人に対する忍耐力や思いやりを欠いてしまいます。子ども、配偶者、スタッフなど、最も近くにいて自分を頼ってくれている人々に八つ当たりしがちです。今の例のように、怒りや恨み、自分の感情の急な制御不能というかたちで噴出するのです。正常な状態なら、もっとうまく対処できたはずの出来事が大きな問題になり、自制心を失ってしまいます。また、社会的状況から距離をおき、職場でも私生活でも他の人々から孤立することもあります。理由は、ただ人に邪魔されたくないためか、自分の社会的スキルを疑い、不安で神経過敏になっているためかのどちらかです。

これは、管理職として明らかに好ましい状況ではありません。攻撃性を隠しておけないと、人間関係に重大な結果をもたらしかねません。私たちはこの状態を指して「人間関係の導火線が短く」なっていると言います。他の人々との交流において忍耐強さや思いやりをもち続ける能力は、導火線が短くなるほど失われます。ストレスを抱えた管理職を爆発させるのに大きな火種は必要ありません。短い導火線は高温の段階ですら作動し、管理職が「ストレスの階段」を下っていくほど爆発しやすくなります。

短い導火線は2つの角度から見ることができます。一方では、怒りの閾値《いきち》が低くなっていることを表します。闘争・逃走反応モードに深く陥っているため、どんな障害でも生死に関わる問題のように感じられるのです。スタッフの1人が批判的な質問をしたり、あなたの決定に異議を唱えたり、たんにシフトの組み方を変えてほしいと言うだけでも、あなたは現状への脅威と感じてしまいます。この状況は、すでに複雑な状況をさらに複雑にするために、あなたをいら立たせます。しかも、あなたが対処しなければならない新たな問題になります。あなたの心にあるToDoリストが1つ増え、前進することが最大の関心事であるときに、それを妨げる障害が増えるのです。

一方で、短い導火線は、長期にわたって重圧がかかると心理的な防衛機能が壊れる事実を表します。日々の生活で、人間関係を維持するためや集団で建設的に協力して働くために使っているフィルターが壊れ、忍耐力のレベルが落ちるのです。断定的で本能的な思考を特徴とする「爬虫類脳《はちゅう》」として知られるものが私たちを支配し、社会的交流の機微が見失われます。

「終わりがくるまでに、私の鎧《よろい》は完全に消えていました。みんなの不平をもう受けとめられなくなっていました。身を守るものがなくなったら人の言葉は容赦なく心に突き刺さります。職業人に徹することはできなくなり、ただの人間になります。最前線にいるのは私という個人なのです。人とのあいだに距離を保つことができなくなると、すべてがうまくいきません。私は管理職失格です」

この引用は、長期間のストレスが引き起こし得る社会的状況での忍耐力の喪失を正確に表していますし、（パート1で説明した）仕事とアイデンティティーの融合が、問題全体をどんなふうに個人的なものに感じさせるかも示しています。

社会的行動の変化にどうやって対処したらいいでしょうか？

他人から特別なプレッシャーを感じる職場では、少し立ち止まって、自分が必要に応じて替えられるギアを３つもっていると想像しましょう。第１のギアで十分なときもありますし、第２、第３のギアが必要になるときもあります。定期的に練習すれば、最後には、第１ギアでも、人間関係の難しい状況を十分保留にしておけることに気づくでしょう。

・**第1ギア**：呼吸と体を意識する。あなたの呼吸は浅いですか、深いですか？　体のどこに息を感じますか？　他に何か感じられますか？　緊張し、手を握りしめ、筋肉をこわばらせていませんか？

・**第2ギア**：10まで数える。呼吸を意識するのがうまくいかなければ、10回深呼吸して、呼吸に意識のすべてを集中させます。おなかの底まで息を吸い込み、吐き出すときに体をリラックスさせるようにします。息を吐き出すと同時に緊張も吐き出していると想像しましょう

・**第3ギア：**休憩をとる。10回の深呼吸がうまくいかなければ、いったんその状況から抜け出します。洗面所にでも行きましょう。あるいは、正直に、ひと休憩したいと言います。その場が難しい状況であっても、すぐあとで状況を改善するなら、誰にでも休憩をとる資格があります

常温段階について述べた際、マネジメントにおける不協和の説明をしましたが、それとこのセクションとのあいだには明らかな類似性があります。ですから、該当箇所を読むと、プレッシャーのかかっているときに自分で感情をコントロールする方法について、大事なことがたくさん見つかるはずです。

ストレスを抱えた管理職は組織にどんな影響を与えるか？

ここまで、管理職としてあなたが経験する可能性のある、最も一般的で深刻なストレス

症状を見てきました。では、まわりの人々の目にはあなたはどのように映るのでしょうか？　管理職がストレスと闘っているとき、スタッフや同僚はあなたを次のように見ています。

・**イライラしている**：きわめて忙しいというシグナルを出します。いつも会議や会話を速く進めようとし、やり取りのための時間をほとんど残さず、詳しい説明をしません。質問が多すぎたり細かいことにこだわったりするスタッフはバカだと見なしているとスタッフに思わせます。しかし、スタッフ自身が、自分をバカだ、のろまだ、無能だなどと感じることは、最高の能力を発揮させるための最善の基礎にはなりません。むしろ逆で、研究によれば、マイナスの期待は、言葉にしてもしなくても、成果を顕著に低下させることがわかっています。また、そうした感情はスタッフのストレス・スパイラルをエスカレートさせる可能性もあります

・**ぼんやりしている**：人の話をちゃんと聞いていなかったり、まわりで起こっていることに関心を示しません。それは、相手をつまらない人間だと思っていたり、相手の発言が的外れだと思っているしるしだとスタッフに受け取られます。あなたの上司が、あなたを退屈だとか重要な存在ではないなどと思っていたとしたら、当然あなたのやる気は挫《くじ》かれるでしょう。チームが、あなたから無視され、排除されてい

ると感じたら、承認というコンセプトの逆を行なっていることになります

- **怒りっぽい：**ささいなことで腹を立て、怒りの閾値が低くなっています。そのことを個人的に受けとめたスタッフから、人としての価値が低い人間だと思われるかもしれません。怒っていたり、攻撃的な管理職はスタッフに恐怖心を起こさせ、人生の他の場面で暴言を浴びせられたり、身体的な虐待を受けたりした経験を思い出させます。恐怖はストレス反応や内なる警報の引き金になりやすく、仕事の質や能率を向上させることはありません

- **不公平で予測不能：**行動が不公平であり、不合理で理解できないような意思決定をします。不公平と予測不能性は主要なストレス要因です。状況が予測できなくなると、人間は、なぜそういうことが起こるのか、次は何が起こるのかを理解しようとして、膨大な精神的エネルギーを費やします。予測不能性は対応が難しく、意図を理解するのが困難です。スタッフは、心配し、憶測し、同僚と話し合うなど、まったく関係のないことにエネルギーを使い、目の前の仕事に集中できません。実際、スタッフが目撃したあなたの姿を理解しようと思うと、うわさ話をする以外に適当な手段がないかもしれません

・**焦点が絞れず、混乱している**：ある仕事から別の仕事へと飛びまわったり、技術的な仕事を好んで管理職としての役割をないがしろにしたりします。スタッフは明確な目標や、共有している方向性や目的などのチーム全体の焦点を、当然、管理職であるあなたが維持するものだと思っているので、スタッフがそれを見失ってしまう危険があります。その結果、チームのメンバーは本来の路線から外れ、それぞれが価値があると思う方向に進みます。スタッフが、管理職の関与を常に自分たちを混乱させるものと見なし、その状況に対処するために管理職を意図的に避ける戦略をとる様子を、私たちはコンサルタントとして何度も見てきました

・**社会的引きこもり**：社会的、私的な交流に参加するのを嫌がり、世間話を避けたり、やめたりします。これは、「ぼんやりしている」の項目に書いたのと同じ結果をもたらし、スタッフに、自分は社会的に重要でないか、なきに等しい存在だと感じさせてしまう可能性があります。また、あなたの部門では、社会的な接触や活動は容認されていないというメッセージを送り、集団の健全性に役立つ社会的交流を妨げる危険があります

これらに加え、状況を正しく理解したスタッフが、あなたが大きなプレッシャーを受け、深刻なストレスを抱えていると見抜く危険があります。こうなると通常、スタッフが管理

職を哀れみ、管理職の権威を信じなくなります。その背後にあるのは、プレッシャーに押しつぶされ、ストレスを抱えている管理職は適切なマネジメントができないという論理です。そのため、スタッフは管理職を守ろうとして、さまざまな問題や、重要な判断や、新しい情報などで管理職を煩わせないように努めます。

しかし、もしあなたのスタッフが意思決定や優先順位の決定を行なえば、ビジネスに深刻な結果が生じるかもしれません。これは「陰のマネジメント」とか「代理マネジメント」と呼ばれ、たとえば、管理職が本来の仕事を適切に行なえない（少なくともスタッフの目にはそう映る）ために、スタッフが事前の同意なく非公式に責任を引き受けることを意味します。スタッフは、管理職を守り、自主管理を行なう努力は、職業的な観点（「私にはその上司よりも明晰《めいせき》な思考力がある」）からも、思いやりの観点（「上司は辛い状況にあるのだから面倒を増やしてはいけない」）からも、まったく正当だと考えるのです。しかし、これは、あなたの間違っていて危険性を秘めた行動に対処するために採用された措置であり、スタッフとして間違っていて危険性を秘めた行動なのです。

「代理マネジメント」という現象は、スタッフの中に、ストレス症状があるがストレスを抱えた管理職には打ち明けないことにしている者がいた場合、きわめて深刻な結果を招く可能性があります。私たちは、3つの階層でこの問題を抱えた組織の例をいくつか見たことがあります。つまり、ストレスを抱えたメンバーが、ストレスを抱えた管理職にその事実を隠し、その管理職はストレスを抱えた上級管理職に自分のストレスを隠す、という状況です。その結果、ストレスは局所的で私的な問題になります。組織全体に存在しているのに秘匿されているので、対応がほぼ不可能なのです。この連鎖の末端にいるスタッフにとって、これはマネジメントの完全な失敗であり、スタッフの作業能力とその組織で建設的に働く自信を、取り返しがつかないほど破壊してしまうでしょう。

どうすれば自分のストレスが増大するのを防げるか？

このパート4では、管理職が経験する最も一般的なストレス症状に対する簡単なコーピング機構（訳者注：ストレスに対して積極的に対処し、克服しようとする適応機構）について概説しました。ここでは、さらに一般的で予防的な、生活の指針となる「原則」を紹介します。管理職という仕事の複雑さ、プレッシャーの大きさ、ジレンマ、中毒性は、すべてその役割の本質的な部分なので互いに切り離せません。しかし、私たちの経験では、複雑さや、ジレンマ、仕事量などを受け入れるもっと持続性の高い基盤をつくることは可能です。これから示す原則は、ストレスがあなたを圧倒するおそれがあるときに、ストレスに対抗する手助けをしてくれるでしょう。その原則を一般的な助言であり予防策だと考え、それに従って生活してみましょう。

1. 自己管理のための時間をつくる――そしてその時間を優先する
2. 複雑さに対処する
3. ジレンマのあいだのバランスをとる
4. 自分のストレス症状を知る

次のセクションでは原則について詳しく説明し、それらを管理職としての仕事に統合する方法を示します。

原則1「自己管理のための時間をつくる――そしてその時間を優先する」

実際のマネジメントに使う時間が足りないのは最大の問題の1つであり、管理職から最もよく聞く不満の1つです。マネジメントが行なわれるのは夜や昼休みや週末といった時間が多く、手段はほとんどがメールです。管理職が残りの時間を費やしているのは会議です。会議は重要であり、マネジメントとも深い関わりがあるのですが、管理職の労働時間の中で不釣り合いに大きな割合を占める傾向があります。たしかに、誰かが本来のマネジメントに没頭できる時間を週に3時間プレゼントしてくれたらどれだけいいでしょう。でも、そんなことは期待できません。あなたは自分の時間の中で計画を立て、マネジメントの時間を優先し、スケジュールを「きれいに空けて」おいて、建設的に使わなければいけません。スケジュール帳の中に会議のない時間をとっておかないと必ず使われてしまいます。やるべきことや出席しなければならない会議は常に増える一方です。ある公共部門の管理職が私たちにこう言いました。「メールに対応し、予算とプロジェクトをチェックし、書類を読み、会議に出るだけで、37時間半なんてすぐなくなってしまう。だったら私はいつチームと話をし、落ち着いて考えを練ったらいいと言うんだ？　私にはわからないね」

言い換えれば、あなたはスケジュール帳の支配権を奪い返すか、少なくとも秘書の助けを借りなければいけません。幸運にも秘書がいればですが――。理想を言えば、より大きな構想を描くために、毎日「きれいに空けた」時間をとっておくべきなのです。しかし多くの管理職にはとうてい不可能です。1週間にわずか2、3時間でも大きな違いが生まれますが、そのためには、静かな時間を必死で守り、計画的、建設的に使わなければいけません。

もしあなたが自己管理に使える時間が週に1時間だとしたら、その時間に次のことをするようお勧めします。

1. **次の週を管理下に置く**：重要な会議や、準備が必要なプレゼンテーションがありますか？ それはいつですか？ 引き受けるべきではなく、できれば出席したくない会議がありますか？ 休憩をスケジュールに入れていますか？ 20分ほど使って、次の週の予定に取り組みましょう

2. **広い視野で物事を見る**：チームに伝えるべき重要な情報はありませんか？ 対処が必要な人間関係の問題はありませんか？ それらは、いつ、どのように処理すべきですか？ チームと個々のメンバーの、健康と精神的負荷のレベルはどのくらいですか？ 20分ほどを使って広い視野で物事を見ましょう

3. **（もしいれば）あなたの上司に関しては何かありませんか？**：上司が必要としている重要な情報や、あなたが尋ねておかなければならないことはありませんか？ これには10分ほどを使います

4．**他の未決事項**：次の1カ月について考えましょう。そろそろ考え始めたり計画を立てなくてはならない重要な会議や、セミナーや、プロセスはありませんか？　他の未決事項や差し迫った問題に10分ほどを使いましょう

秘書やインターンがいれば、その人に前の4つの作業の一部に加わってもらってもいいでしょう。私たちは、秘書が、管理職の外部記憶や前頭葉としての役割（つまり、全体像の把握や、計画の立案や、合理的な意思決定の補助）を見事に果たしている例をたくさん見てきました。

あなたのToーDoリストが果てしなく続いている場合、それに優先順位をつけることは間違いなく毎週のこの時間枠にやるべきことです。前に紹介した優先順位づけマトリックス（139ページ）を使うといいでしょう。

管理職として、あなたはToーDoリストの特定の項目を何度も後ろに移動させなければいけません。時間とともに緊急性や重要性が薄れ、ほとんど消滅してしまう項目もあるでしょう。重要であることには変わりないものの、そのために時間をとっておくほどではないものもあります。戦略と開発計画はその典型です。間違いなく重要なのですが、あなたに時間ができるまで何度も何度も見送られます。これを解決するには、やはりそのための時間をとっておき、確実に実行することです。戦略と開発計画は重要なマネジメント・ツールであり、あとでもめごとを収拾する手間を回避できます。一度決定され、確立され

ると、日常の作業や問題の大部分は決まった枠内でしかできなくなるからです。月に1回、自宅で仕事をするというのも良いアイデアです。もちろん、前もって自分のスケジュールに組み込んでおくのです。空き時間が魔法のように現れるのを期待していてはいけません。こんなふうに自分の時間を組み立てると、嵐の海を航行していても平静でいられると、多くの管理職は言います。なぜなら、在宅勤務日が常に水平線上に見えているからです。会議のない1日は、ストレスを抱えた管理職にとってかけがえのないリラックスの時間になります。

原則2 ［複雑さに対処する］

組織における複雑さと、管理職がそこから結果や発展や意味を生み出す難しさについては、多くの本や論文が書かれているので、あなたもそうしたものを読んで勉強すると良いでしょう。組織の複雑さに対処しようとすると、巨大で、かたちがなく、絶えず変化している混沌《こんとん》を相手にしているように感じられるかもしれません。そこには外部の要素も加わるので、事態はさらに複雑になります。複雑さをコントロールするのは不可能とは言わないまでも、非常に困難です。というのは、あなたが下すどんな決定も人間関係とシステムの複雑なネットワークに影響を及ぼし、あなたの選択がもたらす結果には数えきれないほどの可能性があるからです。複雑さから逃げることはできませんが、複雑さがもたらす結果と共存し、それに圧倒されないようにすることは学べます。

管理職として複雑さに対処するのに役立つアプローチの概要を次に示します。

・**あいまいさと予測不能性への耐性を高める**：あなたの知らないことはたくさんあり、あなたが知らないと気づいてさえいないことは、おそらくもっとたくさん存在するという事実を受け入れましょう。あなたを取り巻く、チームに影響を与えるあらゆる要素と観点の全体像を理解することなど不可能です。状況はきわめて速く変化するので、すべてを知りたいという欲求は捨てる必要があります。あなたにわかることはしばしばあいまいで矛盾しており、明確な結論に到達するのは困難です。それでも行動しなくてはいけません。そうしなければ結局何もできなくなるからです。自分に言い聞かせましょう。行動すべきだということが自分の直面している問題についていて知り得るすべてだと自分に言い聞かせましょう。目前の問題について何も知らない場合は学べばいいのです。ただし、探究にのめり込んでしまわないように注意しなければいけません。主要な利害関係者に注意を払い、あなたとチームがどうすれば利害関係者との進行中の対話についていけるかを考えましょう

・**核心的な任務と目標から目をそらさない**：自分の立場では何が肝心なことかを定期的に自問しましょう。その答えを書きとめ、上司やスタッフと共有し、優先順位を

つけたり計画を立てたりするときに参照します。あなただけが大きな力を振るい得る領域、間違いなくこれが管理職の役割だと言える領域に焦点を絞りましょう。その他の仕事は他のスタッフ（その業務に関してはあなたより優秀かもしれません）に委任できます。（上司がいる場合は）上司と相談して、あなたの立場の目標を決めれば、何を優先し、何に注力すべきかに関して共通認識ができます

・前の2項目の延長として、**細部にこだわらない**：これはあなたのチームの使命です。あなたの役割は常に大きな展望をもつことです。もしあなたが、まだチームの一員で、特定の分野のスペシャリストだったら、常に全体像を視野に入れておくのはきわめて難しいでしょう。管理職は、自分の専門分野のあらゆる技術革新についていくと同時に、管理職の役割を集中力をもってこなすのは不可能だという事実を受け入れる必要があります。管理職の中には、それを受け入れがたく感じたり、悲しんだり、管理職でなくなったときにどうすればいいのだろうと心配する人もいます。あなたは管理職を新しい職業だと考えるべきです。管理職としての能力を開発し、維持すればするほど、やりがいのあるマネジメントの仕事に就く機会はますます増えるでしょう。スペシャリストと管理職という2つの職種を同時に追うのはストレスへの最短コースです。そんな時間の余裕はないからです

原則3 ［ジレンマのあいだのバランスをとる］

このパート4の前のほうで、管理職が過熱段階に落ちてストレス症状が表れる最大の原因の1つはマネジメントのジレンマだと述べました。多くの場合、こうしたジレンマにはパラドクスが含まれていて完全に解決することはできません。「それらを説き明かそう」として過剰な時間とエネルギーを費やすと、身動きがとれなくなるおそれがあります。マネジメントのジレンマは管理職が対処しなければならない複雑さの最も明確な例の1つと言って間違いありません。現実には、私たちが話題にするのは複雑さではなく「混乱」であり、きちんと整理して管理できないもの、あなたが管理職としてどうしていいかわからないものです。

あなたがマネジメントのジレンマに直面していると感じたら、意思決定し行動を起こす準備が十分にできたと思えるまでそれについて考え、人と話しましょう。その熟慮は「行動を起こすための十分に安全な基盤」（リュッシャー、2012年）と呼ばれています。管理職の同僚、親友、上司、外部の心理カウンセラーと話すのは非常に有益です。なぜなら、これらの人々はあなたに社会的支援を与え、あなたの選択肢について新たな視点を示し、そのジレンマは実はきわめてありふれたものだということに気づかせてくれるからです。人と話すことは、1人で考えるのとはまた違う意味をもたらしてくれます。次に示す5つのポイントは、ジレンマについて考えたり語ったりするのに有効な出発点になり、あなたが前向きに進むのを助けてくれるでしょう(2012年のリュッシャーの研究による)。

1. **ジレンマはどんなふうに見えるか？　内在する矛盾は何か？**

少し時間をとって、ジレンマの二者択一の性質と、それに含まれる2つの観点を言葉で表現してみましょう。まずシーソーを思い浮かべます。シーソーの両端に座っている2つの観点は何でしょうか？　たとえば、それは、一方の端にスタッフの利益（例：昇進）が座り、もう一方に上級管理職の利益（例：より高い利益率）が座る、忠誠心の問題でしょうか？　あなたがスタッフの利益だけを考えたら何が起きるでしょう？　また、上級管理職の利益だけを考えた場合はどうでしょうか？

2. **ジレンマはあなたにどんな影響を与えるか？**

そのジレンマが引き起こすのは、どんな感情や、考え、不安、身体感覚でしょう？　あなたが感じるのは緊張でしょうか、悲しみや怒りでしょうか？「うまくいくはずはない」と思いますか？　なんとかして問題を解決しようとしますか？

あなたの中で何が起きているかを把握し、自分の考えや、感情や、身体感覚の温度の段階を見極めましょう

3. どんな基本的前提や先入観によってこの問題はジレンマになっているのか？

これは、72ページで紹介したダブルループ学習が利用できるもう1つの場面です。問題のどの側面が一般的で（つまり、あらゆる種類の組織の管理職に共通していて）、マネジメントの一般的理解と関係しているでしょうか？

あなたの会社の文化（あなた方がどのくらい問題を理解しているかによります）に特有のものは何ですか？　あなたの組織は特別なものの見方をもっていますか？

そもそもそれは、なぜとくにあなたの組織で問題やジレンマだと考えられているのですか？

4. 「どちらか一方」ではなく「両方とも」という観点から考えたら、どのような選択肢があるか？

ジレンマがしばしば克服できないように思えるのは、私たちが多義的な問題に唯一の解決策を見出そうとするからです。実際は、多義的な問題には、バランスのとれた視点と、妥協、そして少しの「両方とも」という考え方が必要です。もしあなたが「両方とも」というアプローチを採用したら、どんな選択肢が生まれるでしょうか？

一方の視点だけから考えるのではなく、2つの視点のバランスを探ったら、何が起きるでしょう？　スタッフからたびたび出される、きちんとした仕事をするためにもっと時間が欲しいという要求に耳を傾け、それに応じることと、さらなる増益の追求は、どうしたら両立できるでしょうか？　そこから生まれるチャンスは何でしょう？　スタッフを巻き込んで、スタッフがきちんと仕事をすれば収益も増加するという新しい理解を広げることは可能でしょうか？

あなたは、仕事の質がプロの名に値するものであれば、顧客を何度も引きつけ（少なくともある程度まで）収益を向上させることを上級管理職に示せますか？

この最後の質問を使ってブレーンストーミングを行ない、既成概念にとらわれないアイデアを出しましょう

5. どうすれば、ジレンマに対応して適切に行動しているという確信がもてるか？

ブレーンストーミング・セッションから生まれたものを見て、次の段階に最適だと思えるのはどれですか？　選択肢の中には、ジレンマを含んでいて、あなたのマネジメントの価値観に他よりも適合するものがあるはずです。それはどれですか？

あなたが理想とする管理職は、その状況において何をするか考えましょう。あなたが管理職として重要だと思っていることを最もよく反映しているのはどの行動方針ですか？

その潜在的モデルについて誰と議論できますか？

注意してもらいたいのは、ここに書いたプロセスで私たちが語っているのは潜在的解決策ではなく潜在的行動だということです。ジレンマは本質的に明快に解決できるものではないことを受け入れなければいけません。それでも、さまざまな利害に最適のバランスを与え、バランスを修正し、統合するように行動することはできます。これはまた、ジレンマへのあなたの対応によって一部の人が他の人々より幸福になる可能性をあなたが受け入れることを意味します。すべての人を喜ばせることはできないし、それは自分の最も重要な使命ではないと認めれば、気持ちが楽になるでしょう。

原則4［自分のストレス症状を知る］

原則4のテーマは自分のストレス症状を正しく自覚する能力の開発です。いつもストレスの影響がどういうふうに表れるかを知っておくと、前兆を見極め、先回りして対応するのがうまくなります。私たちが、ストレスに関連した病気で休暇をとった管理職を見てきたところでは、ほとんどすべての人が、症状はしばらくのあいだ出ていたが無視することにしていた、と語っています。パート1とパート2で述べたように、症状を無視するのは賢明ではありません。自然に消えることはめったにないからです。実際、症状はいつまでも続き、さまざまな望ましくない影響をもたらして状況を悪化させるだけです。このため、症状が表れたらすぐに対策を講じることが重要です。

自分の健康をきちんと管理できず、長期間、症状を無視し続ける人が多いという事実は、管理職のストレスに取り組む際に、しばしば対処が難しく骨の折れる問題になります。ストレスを深刻に受けとめず、何も対処しなかったために、会話は通常、自己非難に終始します。このことは、長期的に見れば1つの重要な教訓を与えてくれるかもしれません。すなわち、優れたマネジメントには自分の健康とストレス・レベルに常に注意を払うことが含まれるという教訓です。良い管理職であるためには自分自身の健康にも気をつけなければいけないのです。あなたは超人ではありません。スポーツ選手がトレーニングとトレーニングのあいだに休憩を必要とし、故障したときは回復のための時間を必要とするのは、それがほんとうに優れた選手になるための唯一の方法だからです。同じことが、自分の対人関係のスキルや分析能力にあまりにも依存している管理職にもあてはまります。にもかかわらず、多くの管理職のアイデンティティーが仕事と融合しているために、仕事から一歩退くのを難しいと感じるのです。

ポイント **自身のストレス症状をよく知るために、次のことを試してみましょう。**

・日誌をつけましょう。業務、プロジェクト、問題点、考察、悩み事、感情の起伏、その他が書かれたマネジメント日誌は、かけがえのない自己認識の情報源になります。それを読み返すうちに仕事量の多さと自分の反応のパターンが発見できること

もよくあります

・週に一度、自分の温度の段階を見極めましょう。次のことを自分に問いかけます

・この1週間の印象は？
・どんな考えや感情が自分の心を占めていたか？
・気分はどうだったか？
・体調はどうだったか？
・睡眠パターンはどんな感じだったか？
・この1週間のあいだに活力と安らぎの両方を感じたか？
・今はどんな気分か？

・次の質問をじっくり考えてみましょう

・時間的制約のプレッシャーを感じているとき、自分に何が起こるか？
・難しいマネジメント業務やジレンマに巧みに対応しているとき、自分に何が起こるか？
・スタッフや上司が嫌な感じで異議を唱えたとき、自分に何が起こるか？
・人の期待に応えられないとき、自分に何が起こるか？
・これまでに経験した最悪のプレッシャーは何か？　どうやってそれに対処した

か?

・あなたがプレッシャーを感じていない気持ちの良い日に、上司や同僚、スタッフ、パートナーなどに次のことを尋ねてみましょう

・私がストレスを感じているのが(もしわかるなら)どうしてわかるのですか?

・私は何をしていますか? 何を言っていますか?

4つの原則はあなたがストレスの常温段階にとどまったり、そこに戻ったりするのに役立ちます。常温段階は、あなたが最も健康で、管理職としての能力を最大限に発揮できる段階です。4つの原則はストレスの予防策として、また、ストレスに対処するメカニズムとして機能します。

ストレスに対処する管理職を誰がサポートするか？

幸いなことに、あなたがとり得る選択肢は4つの原則だけではありません。あなたのストレスは社会的なコンテキストで発生するので、たとえ管理職であっても、ストレスで苦しんでいるあなたのチームのメンバーとまったく同じサポートと配慮が必要になります。とくに、「ストレスの階段」を下っているときは必須です。ここでは管理職をサポートする他の資源を見てみましょう。

あなた自身が管理してもらう――自分の管理職に頼る

もしあなたが、組織の中で自分よりも上の人に頼れば、その人がサポートしてくれる可能性があります。それでも、ストレスを抱えているときに、自分の上司に助けを求めることはほとんど考えられないかもしれません。多くの管理職にとって、助けを求めることは面目を失うことと結びついており、自分の無能さをさらすことだと思っている人さえいます。

上司に頼るのが難しいと考える理由は他にもあります。たとえば、上司にもストレスの兆候が出ているかもしれません。「彼女には頼れないな。彼女もプレッシャーを抱えている。私が抱えているのがただのプレッシャーだとしたら、彼女のはメガプレッシャーだ。心配だよ。もし彼女がダウンしたら私たちはどうなるんだろう？」

私たちはこうした理由づけを何度も聞いてきました。つまり、上司への配慮のために自分のストレスへの支援を求めるのをやめてしまった管理職が大勢いるのです。それははじめから管理職に組み込まれているような、デフォルトの反応です。ストレスを抱えた管理職は、上司を煩わせないためのもっともらしい理由を延々と考え出せるようです。

このことが、私たちや組織に本物のジレンマをもたらします。もしあなたが、ライン管理職の健康を気遣って、自分の状況について話せないと思っているとすれば、それが意味するものは何でしょう？　そのパターンが、メンバーからチームマネージャー、部門長へ、部門長から次長、重役へと繰り返されるなら、潜在的な意味はきわめて大きいと言えます。

あなたのライン管理職の責任には、あなたが管理職として能力を発揮し成長するために、可能なかぎり良い状況をつくることが含まれます。これに疑問を感じ、あなたの上司は組織の別の場所でもっと重要な役割を担っていると思うならば、次のことを考えてみてください。あなたの上司が成功するのはあなたが成功したときだけである――。言い換えれば、あなたを管理することは、あなたのライン管理職の使命の中核なのです。

これが自分にもあてはまることを受け入れない管理職が非常に多い一方で、同じことが他のすべての管理職に適用されるという考えはすんなりと認められます。そのために、管理職は、求めてもよいはずの援助やサポートやマネジメントを求めないのです。先ほど書いたように、自分自身のストレス症状に対処できず、症状を深刻に受けとめられないのですから、あなたは超人などではありません。

上司に頼るのが良い考えかどうかにまだ疑念をもっているなら、逆の立場から状況を見てはどうでしょうか？　次の問いに答えてみてください。あなたのチームのメンバーが重いストレスを抱えたとき、あなたはそれを自分に話してもらいたくないと思いますか？　そのメンバーにはあなたを煩わせずにストレスに対処してもらいたいですか、それとも、あなたに頼って、援助やサポートを求めてもらいたいと思いますか？　そのメンバーに本人の時間と仕事を優先してほしいですか、それともあなたに助けを求めてもらいたいですか？　私たちはすでに、ストレスが（全体像の把握や、立案、意思決定などの）業務遂行機能の質にどれほどの影響を与えるかを知っています。だから、上司に頼ることは仕事の質と確実さを担保する方法の1つなのです。あなたの状態をもっと現実的に評価してもらうことは言うに及びません。

あなたがストレスを感じたら、あなたのライン管理職はいくつかの方法でサポートできます。

・**優先順位をつける**：上司は、あなたの責任と仕事について、あなたよりも広範な視野をもっています。ライン管理職が部下の代わりに優先順位づけを行なうことは、ほとんどの場合あなたが自分でそうするよりも容易です。上司の助けを借りて、果てしなく続くＴｏ－Ｄｏリストの項目を取捨選択し、最も重要な事項に焦点を絞りましょう。コンサルタントとしての仕事の中で、ストレスを抱えた管理職が上司からの優先順位づけに関するアドバイスを喜んで受け入れ、その人たちのスケジュール帳やＴｏ－Ｄｏリストがはるかに管理しやすいものになったのを、私たちは何度となく見てきました。次の問いに示された不安が、助けを求めるのをやめる理由になっているかどうか考えてみましょう。「もし優先順位づけを上司に頼んだら、私が一番好きな仕事を失ってしまうおそれがあるのではないだろうか？」もちろんこれは現実的なリスクです。しかし、まったく助けを求めないことは、それよりもはるかに大きなリスクをはらんでいます

・**職務上の関係に基づいた支援を提供し、ロールモデルとして行動する**：多くの管理職は上司に（広いものの見方の喪失や、睡眠、気分、記憶力の障害など）ストレス症状について話すことを考えると、とても気後れがします。普段は公的な関係の人にきわめてプライベートなことを暴露するのと同じように感じられるからです。しかし、もしかすると上司は、あなたがどんな気分でいるか、どんな経験をしてきた

かを知っていて、自分も同じ症状に苦しみ、ストレスに対処する方法を見つけなければならなかった過去があったかもしれません。あなたが上司と問題を共有し、上司の援助を受け入れ、上司が苦しい経験から得たものの一部をあなたに伝える機会をつくれば、２人のあいだの個人的な関係は著しく向上するでしょう

・**難しい業務を引き受ける**：あなたが重いストレスを抱えているときにとてもできないと感じることも、上司にはきわめて容易に思えるかもしれません。良い例が、「ビッグピクチャー」つまり戦略や未来像や改革をチームに伝え、理解してもらうことです。上司は大局的なものの見方や、改革を支持する議論にずっと慣れているはずです。あなたのチームに会って戦略について議論する機会ができれば、喜ぶ上司は少なくないでしょう

・**どこに助けを求めればいいか教える**：あなたの上司は、組織の内部か外部のコンサルタントによる管理職コーチング・コースを勧めたり、もしかすると臨時の秘書サービスを利用してくれるかもしれません。ＨＲに追加的支援を要請することができる場合もあります。たいがい、上司はあなたの知らないさまざまな選択肢を利用できるはずです

上司の支援と同じように、あなたが「ストレスの階段」を下っているときに、進んで支援してくれる、あるいは支援する能力のある人が他にいないか考えてみましょう。社会的支援にもストレスに対する予防効果があり、健康を増進することがわかっています。

管理職の同僚に支援を求める

（もしいれば）管理職の同僚に目を向けてみましょう。同僚のうち何人がストレスの症状と闘っている、あるいは闘ってきたと思いますか？　また、何人が、時にはできそうにない仕事に思い悩んで眠れない夜を過ごしているでしょうか？　統計によると、答えは、ほぼ全員です。一見するとそんなはずはないように思えるかもしれませんが、事実なのです。

研究によれば、社会的支援はストレスを予防するための最も重要な要素の1つであることがわかっており、それは管理職にも同じように、いえ、おそらくスタッフ以上にあてはまります。管理職という立場には孤独に陥る可能性が秘められています。なぜなら管理職にはあなたの部下のチームと同じような既存のコミュニティーがないからです。純粋にあなたと同じ立場にいる人を見つけようと思えば、たいてい隣の部門か他のどこかを探さなければいけません。それに、その人は現実にあなたが資源や、仕事の成果、上級管理職からの注目、影響力などを争っているライバルかもしれません。身近な管理職の同僚との関係は必ずしもすんなりといくものではありません。それは、いくらか相反する感情を抱く関係であり、ストレスの原因の1つにさえなる可能性があります。そのため、いざというときにあなたが真っ先に思い浮かべる人ではないのです。

でも、まわりを見てください。ストレスを防止したりストレスに対処したりするときに相談できる管理職の同僚がいるでしょうか？

「ある日、私が、他の人（管理職）たちに、ここ1週間よく眠れてないんだとポロッとこぼしたら、その中の数人が自分もよく眠れてないと言いました。自分だけじゃないとわかると、すごくほっとしました」

もしあなたに勇気があれば、今引用した管理職のように集団全体の緊張をほぐせます。あるいは、あなたの同僚の1人を選ぶこともできます。ほとんどの人は、その人にできることなら喜んで助けてくれるので、あなたはアドバイスが必要なことを素直に認めるべきです。率直に「先週のあのすごいプレッシャーがかかった状況にどうやって対処したんだい？」と尋ねれば、たいがい話は発展し、管理職であることに伴う重圧と、対処に使える選択肢についてのもっと幅広い議論になるでしょう。教えられた対策をあなたが実行できるかどうかはわかりませんが、会話で取り上げられた問題が普遍的なものであることは間違いなくわかるでしょう。自分が孤独ではないとわかると人は慰められるものです。

HRは組織を知り、組織を理解している

助けを求めるのに最適な場所は、(もしあるなら)あなたの組織のHRです。HRのスタッフはストレスや組織のポリシーに通じていて、おそらくこれまでにもあなたと同じ状況の管理職を支援してきたはずです。HRのスタッフは、たいがい、あなたを小さな歯車とする組織的、政治的機械の中で広い視野をもっていて、あなたがどんな選択肢を利用できるかをよく知っています。おそらく、ストレス症状を抱えてHRを訪れた管理職はあなたがはじめてではないはずですから、HRの豊富な経験から恩恵を受けられるでしょう。

HRや外部のコンサルタントと話をするときは、会話の内容をどこまで秘密にするかを確認することが重要です。HRのスタッフはあなたの上司やHRの上級管理職に情報を開示するよう求められているでしょうか? あるいは完全に秘密が守られるのでしょうか? 機密性は相互の信頼を築くうえで重要な要素です。あなたが守秘義務合意書に同意したら、あなたとHRは、対策を実行する前にさまざまなシナリオやアイデアについて、組織的なコンテキストの中で議論できます。もし、その件を自分のライン管理職に話さないことに正当な理由があれば、HRとの会話はそこだけの内密な話であることを前提として行なわれるでしょう。あなたはその機会を利用して、おそらく次に何をするかという提案を含む何らかの計画を立てることができます。

コンサルタントとして、私たちは、ストレスに対処する際に、HRのスタッフや外部の

アドバイザーが頼りになる貴重な協力者になった事例を見てきましたが、まったく関わらなかった事例もありました。多くの場合、HRは重要で有益な支援組織ですが、それはコンテキストに大きく依存します。言うまでもなく、HRのスタッフと、専門家としての経歴や能力、人格をあなたが信頼することがきわめて重要です。一般的に、有能なHRのスタッフは、あなたを再び軌道に乗せようとする支援の中で重要な役割を果たせますし、問題が再発したときに相談できる人がいるのはとても良いことです。また、組織の中に他に、つまりあなたのライン管理職以外に話せる人がいて、時々、調子はどうかとか、自分の健康に留意することを忘れていないかとか尋ねてくれると、大きな助けになります。

外部の心理カウンセラーを信頼する

多くの人にとって、調子が良いときも悪いときも、外部の心理カウンセラーに支援を求めることは管理職としての自己開発では当たり前になっています。私たちの顧客の1人は自分のコーチについて「彼女は私の心理的な安全ベルトだ」と言いました。少なくともそのコンサルタントが心理学者であれば、心理学会の倫理ガイドラインを守らなければならないので、守秘義務が当然の条件になることが利点です。

心理カウンセラーと話すと、自分の置かれた状況について、また、自分を苦しめているあらゆるいら立ち、屈辱感、罪悪感、困惑などを正直に打ち明けられるでしょう。あなたは管理職によく見られる防御的姿勢になったり、「理解している」ふりをする必要はありません。自分の感情や思考がどんなに混乱し、漠然としていても、それを認め、表現することはカタルシスになります。心理カウンセラーと話すときは、職業人である必要は、つまり、自分をコントロールしたり管理職らしく振る舞ったりする必要はありません。あなたは、何よりもまず困難な状況に置かれた1人の人間なのです。変化のプロセスにおける重要な部分はすべて、あなたが自分の感情や思考を自由に表現することで成り立っています。それがどれほど「悪い」ものであっても、恥じるべきことであってもかまいません。

私たちが、ストレスの治療をしてきた管理職に何がとくに役に立ったかを尋ねると、たいがい次のような答えが返ってきます。

・自分が完全に正直になれる、秘密が守られた個人的空間
・ストレスとマネジメントの知識があり、特定の問題やジレンマについてアドバイスをしてくれる人との対話
・他の管理職も過去に同じような、あるいはもっと苦しい経験をしていて、その人たちが今は良くなっていると聞いたこと

・ケアと共感と刺激的な質問が融合して、自分も変われるという自信と勇気を与えてくれること

・自分が利用できる選択肢に、つまり具体的にどうすれば前進できるかに焦点があてられていること

ＨＲやコンサルタントと同様に、自分の直感で信頼でき、あなたに合う方法で仕事をしてくれる心理カウンセラーを見つけましょう。相性の良し悪しはきわめて重要です。最も助けになるのは何かを考えてみましょう。鋭い質問をされて選択肢を示されるのがいいでしょうか、それともじっくり考えて発見したことを聞いてもらう必要がありますか？　あるいは、こうしたことすべてを組み合わせた方法を求めているのですか？　あなたの人脈を通じて、経験的に良かったコンサルタントを紹介してくれる人がいないか尋ねてみましょう。また、ＨＲに推薦してもらうのもいいでしょう。

パートナーを巻き込む

最後になりましたがとても重要なこととして、もしパートナーがいるなら、あなたの状況について家庭でパートナーと話すことを強くお勧めします。自分が感じていることをパ

ートナーはわかっているので話す必要はないと思うかもしれませんが、私たちは、職場とあなたの心の中で起きていることについて、最も身近な人と話すことがきわめて重要だと考えています。口数が少なく、怒りっぽく、心ここにあらずといった雰囲気で仕事のことしか頭にないあなたの状態にパートナーが気づくことと、話を聞いて、あなたが抱えているストレスを認識することは、非常に大きな違いがあります。あなたとパートナーとの関係が人生において最も重要な個人的関係の1つであるのは疑いようもなく、そうだからこそ大切にし、真剣に受けとめる必要があります。あなたはパートナーに心を開かなければいけません。

ポイント　次のようなことについて話すといいでしょう。

- そのときあなたがストレスを抱えている理由。とくに精神的負担になっているプロジェクト、変化、人などについて話す
- その重圧は継続しているのか、一時的なものか
- あなたが気づいているストレスの兆候（警告信号）

・あなたのパートナーが気づいているストレスの兆候
・重圧を減らすためにあなたが個人的に行なったこと
・あなたを支援し助けるためにパートナーにできること
・子どもたちや他の家族にどう話すかについて打ち合わせが必要かどうか。しばらく家族との関わりを避ける必要があるかどうか話し合う

最後に言っておきたいとても大切なこと、将来のためのアドバイス

この章を読み終えたときには、管理職として自分のストレスの兆候を真剣に受けとめ、それに対処すべきだということを納得していてもらいたいと思っています。それはあなた自身の健康のためだけではなく、組織と、あなたが所管する人々のためでもあります。ス

トレスの兆候を真剣に受けとめ、それに対処すれば、仕事をしていく中で、そして人生全般において、もっと持続できるバランスが得られるでしょう。

繰り返される深刻なストレス症状を長期間無視し、行動を変えず助けも求めないなら、あなたはいつのまにか「ストレスの階段」を転げ落ち、どれほど悪いことが起こったかさえ気づかなくなるでしょう。やがてストレス症状に耐えるすべを身につけ、ストレスを無視することまでも巧みになるかもしれません。

ストレスから目をそらすテクニックを身につけた管理職の多くは、ついに助けを求めざるを得なくなったときにはひどい健康状態になっています。長期の病気休暇が唯一の選択肢になるところまで進んでしまう人も少なくありません。そうした人々はあとになって、働く意欲と、働く能力と、働く自信を取り戻すための、ゆっくりとした辛いプロセスに直面します。すべての職場がこのプロセスを許容してくれるとはかぎりませんし、あなたの雇用を打ち切るべきだと考える人も現れるかもしれません。

管理職の中には、ストレスに関連した病気休暇が終わっても管理職に戻れない人もいます。というのは、認知能力が低下し続けたり、組織の複雑さに対する嫌悪感が増したり、管理職ではなくもともとやっていた仕事に集中したいと思ったりするからです。一方で、同じ仕事に戻り、黙々とリハビリを続け、管理職をより長く続けられる働き方までも身につける人もいます。その人たちすべてに共通するのは、自分の限界と、自分の健康を大切にすることの価値について、重要な何かを学んだことです。

先ほど、ストレスを抱えた管理職がその人のスタッフやチームにどういう影響を与えるかについて述べました。管理職が病気で休職すると、すぐに有能な後任を見つけるのはたいてい困難です。理由の1つは、ほとんどの場合、その管理職がいつ復職するのか、あるいは復職するのかどうかすらわからないことです。そのため、たとえばその管理職の上司を一時的な代理にして、チームは自己裁量に任されることが少なくありません。

時としてこの措置はうまくいきます。管理職が病気休暇をとる前がチームにとって騒然として混乱した期間だったので、トップが管理職の上司や同僚に代わると、状況に一定の落ち着きや見通しがもたらされるからです。しかし長期的に見ると、多くの場合、代わりの上司や同僚は、必要な注意や時間を、個々のメンバーは言うまでもなくチームにも注げません。そのため、新しい管理職との接触はほとんどなく、チームは自分たちでやっていかなければいけません。

こうした管理職の不在はチームを団結させ、何事も自分たちで処理するようになることもありますが、たいていは不安と不和の温床として、そして時にはストレスや論争、広い意味での沈滞の温床としてはたらきます。これらすべてはチームの業務遂行の質と能率に悪影響を与えます。さらに厄介なことに、元の管理職がストレス関連の病気休暇から戻ってくるのが、この好ましくない環境なのです。

ストレス関連の病気休暇が長期化した管理職の人的コストはかなりのものになり、結果的に、自信のない管理職が不安定な労働環境に、言い換えれば当事者すべてにとって理想とはほど遠い状況に戻ってくることもあり得ます。こうした理由や他の多くの理由で、私たちは、あなたができるだけ早く自分の症状を認識し、対処するように訴えているのです。

兆候に早く気づき、早期に対処すれば、マイナスの流れをもっと前向きで持続可能なものに変えるチャンスがあります。ストレス症状は弱さのしるしではありません。仕事の負荷と健康のバランスが崩れているシグナルなのです。そうしたシグナルに目を向け、建設的に働いてより良いバランスを築けば、あなたは自分を改善し、ついに目標にしていた管理職になるチャンスも生まれ、管理職として成長し、夢や未来像のいくつかを育んで実現させることができるでしょう。また、スタッフを建設的に管理する能力を向上させ、スタッフが大きく成長し、能力を最大限に発揮し、自分たちも自己開発の機会が得られると感じる環境をつくり出せるでしょう。これらすべてのことは、片方でストレスと闘っている状況ではとうてい実現できません。ストレスの兆候を真剣に受けとめ、すぐに行動を起こし、再び前進する軌道に戻りましょう。あなた自身のため、そしてあなたのチームメンバーのために――。

エピローグ――戦略的視点に立った持続可能な労働

本書を通じて、私たちは、現代の管理職が直面するおそらく最も重要な問題、つまり、あなた自身とチーム双方のストレスに関して、それを防止し管理するための知識とツールを提供してきました。仕事に関連するストレスを避けることは不可能ですし、仕事を辞めるまでチーム内でも自分自身もストレスに出合ったことがない、という管理職はほとんどいません。本書を読み終えたあなたは、管理職としてこれまでにない対応ができると思いますが、特定の状況や、所属する組織、広くは社会によって、ストレスへの対応を複雑にする環境や条件が存在することも否定できません。ストレスへの対応は単純でも容易でもなく、完全な成功は保証できません。しかし、本書で得た知識やツールが活用できる適切な枠組みがあれば、成功する可能性は大きく膨らみます。そうした枠組みは堅固であり、考え抜かれたものであるべきです。なぜなら、快適な精神的労働環境とストレスへの適切な対処は誰にとっても利益になり、倫理的、人道的、そして経済的な目的にも合致するからです。

本書では、ストレスが、仕事の処理能力、生産性、創造性、そして組織の中で他の人たちと協調して働く能力を低下させることを明らかにしました。それだけでも、あなたとあ

IGLO モデル

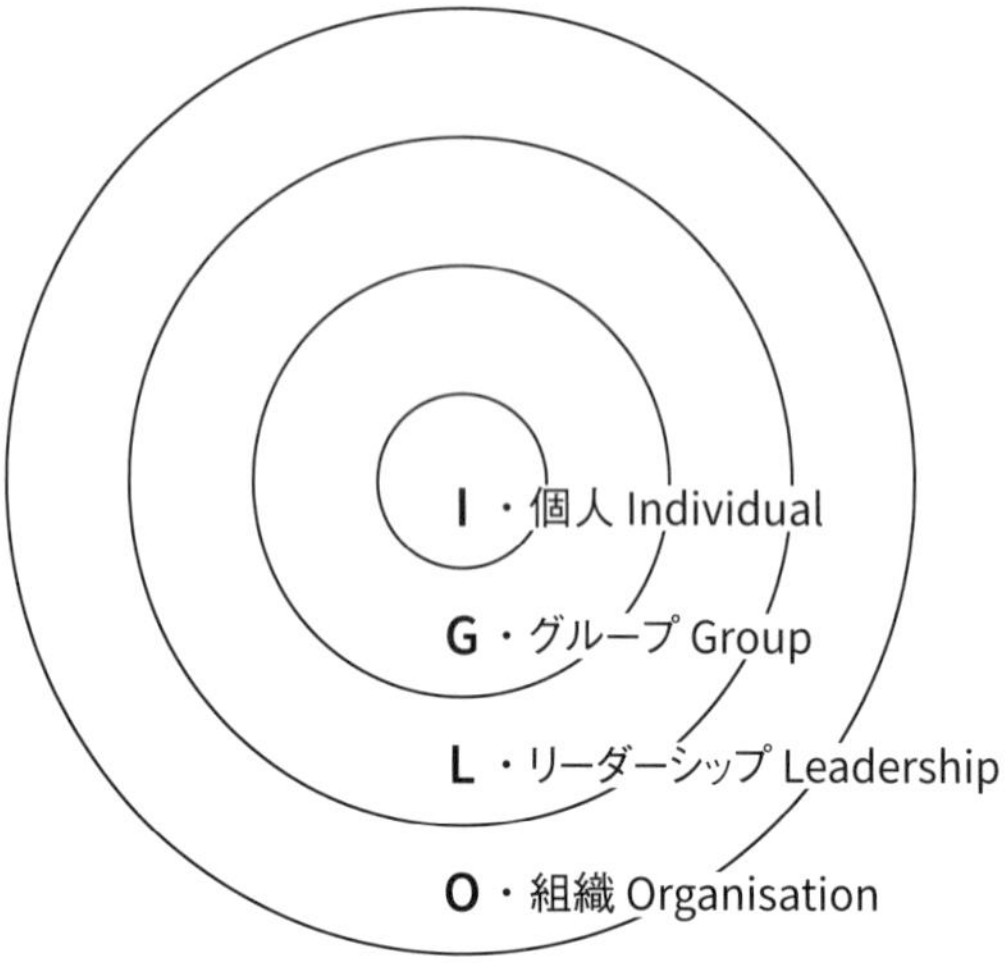

なたの組織が、ストレスの防止と精神的労働環境の改善に戦略レベルで取り組む十分な理由になります。

このセクションでは、ストレスを防ぎ、ストレスに対処し、スタッフの雇用を維持しようとするあなたの努力を、組織内の人間関係がどのように支え、また損ねるのかを見ていきます。あなたのストレス削減計画の成否は、あなたが何をするかに大きくかかっていますが、次に示す４つのレベルの関係や条件にも左右されます。

ここから、図の４つのレベル、つまり、個人（individual）、グループ（group）、リーダーシップ（leadership）、組織（organisation）に関して何を知っておくべきかを簡潔に説明します。すべてを管理したり制御したりするのは不可能ですが、それぞれのレベルで与えられるチャンスと障害に注目すれば、あなたの努力の焦点を絞るのに役立ちます。

個人――ストレスを防ぎ、ストレスに対処しようとするあなたの努力に、当のスタッフはどのような影響を与えるか?

特定のメンバーのストレスを防いだりストレスに対処したりしようとするとき、本人があなたに協力すれば、その試みが成功する可能性ははるかに高くなります。管理職が健康と精神的労働環境を改善しようとする努力を、メンバーはたいてい、心を開き、好奇心をもって手伝ってくれます。というのは、メンバーは管理職のあなたと自分が所属する組織を信頼しているからです。この信頼によって誠実で建設的な対話への道が開かれますし、それは必ず大きな成果へとつながります。2人の関係が誠実であればあるほど、あなたがメンバーのニーズを見出して計画をまとめられる可能性が高くなるでしょう。

不幸にも、私たちはこうした建設的なアプローチができない状況にも出合ってきました。スタッフが心を閉ざし、管理職や組織を信頼せず、自分の役割を果たすことに抵抗を示したり嫌がったりするケースで、その理由はさまざまでした。スタッフが管理職に好感をもっていなかったり、管理職の過去の意思決定に反感を抱いていたりして、管理職とスタッフの関係が全体的に良くない場合もあります。あなたが以前、ストレスを抱えたスタッフを助けようとしたときあまり良い結果にならなかったといううわさが、他のスタッフから伝わったかもしれません。あるいは、ストレスのせいで、本人が他人を信じる気持ち、つまり管理職としてのあなたや、とくに職場の同僚たちを信じたりする気持ちが、ひどく損なわれている場合もあります。そういう場合は、あなたに特別大きな忍耐力が必要になります。もちろん、ただ単に本人が病気休暇のあとに職場に戻る気がないだけということもあるでしょう。

あなた自身に対してや、あなたがストレスに対処しようとする努力に対してスタッフがどういう態度を示しても、それは互いに協力し合わなければならない共同事業だということを強く訴えてください。健康と、望ましい精神的労働環境は「一緒につくる」ものなのです。管理職であるあなたは、精神的労働環境に対して普通のスタッフよりも大きな影響力をもっていますが、自分の独断で環境をつくってはいけません。時々、こうした率直な対話が風通しの良さや信頼への道を開き、結果としてスタッフが率先して行動しようとする意欲を生みます。

あなたが信頼を得ようとするさまざまな努力が大きければ大きいほど、たとえば、相手への思いやりと、組織に何ができて何ができないかを伝える率直さのあいだでバランスをとる努力をすればするほど、スタッフがあなたに協力してくれる可能性は高まるでしょう。

グループ――ストレスを防ぎ、ストレスに対処しようとするあなたの努力に、チームはどのような影響を与えるか？

ストレスを抱えたメンバーとチームとして一緒に働く場合、それは資源にも障害にもなります。あるグループやチームは共感的な文化をもち、お互いに関心を抱き、助け合います。そういったチームでは、グループが積極的で建設的なパートナーの役割を果たし、平穏で思いやりのある社会環境をつくることに進んで協力します。もしチームの一員がストレスに襲われても、多くの人々がそのメンバーのニーズに応えようとするので、長期の病気休暇に至るのを防げる可能性があります。しかし、気遣いや思いやりは時として行き過ぎます。そうなると、ストレスを抱えたメンバーは「元の自分を取り戻す」のが難しくなります。同僚たちから常に善意による質問をされていると、そのメンバーは自分を「ストレスにやられた人」と感じるようになるのです。それはメンバーがグループの中で再び万全な役割を果たすことの障害になるかもしれません。

別のグループは内部で激しい競争を展開していて、業績を非常に重視しています。そうしたグループは、ストレスを防ぎ、ストレスに対処しようと努力するあなたにとって障害が多いように見えるでしょう。競争的傾向は、組織全体を包む非情な業績主義の経営文化がもたらしたものと推測されます。このような部門やチームではストレスは弱さのしるしと見なされ、他の人々が効率的に働いて目標を達成しようとするのを邪魔するメンバーは、時間を浪費する厄介者として扱われる危険があります。ストレスはあくまでも個人的な問題であり、粘り強さの足りない弱い人間だけに起こるものだと考えるのです。そうした評判が広まると、チームのメンバーたちが、ストレスを抱えた同僚との接触を避けることさえ起きかねません。

競争的文化においては、たとえチームの何人かのメンバーがすでにストレスのために病気休暇をとっていたとしても、ストレスをミーティングの議題にするのは難しいでしょう。グループはストレスについて話すのを嫌がり、自分には関係のないこととして頭から追い払ってしまうかもしれません。管理職であるあなたにとって、これは大きな壁に思えるでしょう。グループのメンバーが、すべては最高にうまくいっていると主張すれば、グループの力学と病気休暇のデータが別の事実を語っていたとしても、ストレスを話題にすることさえ難しくなります。

また、病気休暇を終えたメンバーをそうした文化の中に復帰させるのにも困難が伴うでしょう。復帰するメンバーは、同僚たちに最小限の社会的サポートしか期待できませんし、コミュニティーから排除されるおそれもあります。こうした力学は、ストレスを防ぎ、ストレスに対処しようとする努力をさらに難しくすると同時に、さらに重要にします。あなたは自分自身を振り返って、チームの中の適者生存という考え方を自分自身が助長してこなかったかどうか考えたくなるかもしれません。

もしあなたが、誰かが深刻な症状に苦しんだり長期にわたる病気になったりする前にストレスについて話をし、ストレスを公然の問題にすれば、グループはあなたと一緒にその問題に建設的に取り組めるかもしれません。外部のコンサルタントを招き、ストレスの複雑な事情や業績主義の文化について話をしてもらうという選択肢も考えられます。もしチームの誰かがストレスの兆候を示したら、あなたはすぐに介入し、ストレスについて率直に、誠実に、理性的に話をする必要があります。ストレスについて語るときは、大げさに話したり矮小化《わいしょう》したりしてはいけません。ストレスがチームにどういう影響を与えるかをあくまで現実的に話すのです。あなたのチームが思いやりにあふれていても、100％業績志向であっても、ストレスを抱えた同僚をどうサポートし、その業務をどう手助けするのが最もいいかについて特別に指導するのは大きな意義があります。

リーダーシップ――ストレスを防ぎ、ストレスに対処しようとするあなたの努力に、上級管理職や管理職の同僚はどのような影響を与えるか？

あなたを含むあなたの組織の管理職は、ストレスや健康に関する文化がどのように成長し機能するかにおいて、きわめて重要な役割を担っています。これまであなたがスタッフに与える影響について話してきましたが、それは双方向的なものでした。すなわち、あなたのライン管理職や、管理職の同僚、上級管理職はすべて、あなたがストレスに対処する動機や方法にある程度の影響を与えています。たとえその人たちの行動が、見習う価値がないという意味でロールモデルになり得なかったとしても、あなたが自分の役割の中で何を優先するかという判断に確実に影響を与えます。

あなたの組織の他の管理職や上級管理職は、健康と持続可能な労働条件を戦略的な問題として扱っているでしょうか？　それとも、ストレスは社員採用の際にうまく排除すべきもの、つまり精神的な強靭《きょうじん》さに劣る候補者は面接段階でふるい落とせばいいといったものなのでしょうか？　もしあらゆるレベルの管理職が、スタッフの健康維持は重要で継続的なマネジメントの仕事だと認識してくれたなら、あなたの仕事はずっとやりやすくなるでしょう。また、もしあなたと、ライン管理職あるいは管理職の同僚がこの見解を共有できたなら、ストレスの防止やストレスへの対処方法について自由な議論がしやすくなります。

管理職が、ストレスは個人の問題ではなく組織の問題であることをスタッフに十分、明確に示すことも大切です。そして、あなた自身を含むあらゆるレベルの管理職が、日々のマネジメントと、精神的労働環境に影響を与える戦略的判断の両方で、健康とストレスに焦点をあてることが欠かせません。重要な役割を果たすのは統合戦略本部や経営委員会です。これらの組織は、管理職や、労働組合の代表、職場安全委員（訳者注：その職場で働く労働者の健康、安全、福祉の確保と推進を担う労働者の代表。通常、労働組合が任命する）が、精神的労働環境に対して戦略的アプローチをとることを認め、関連するすべての利害関係者を巻き込むことができます。精神的労働環境は組織的関心事であり、また、そうでなければいけません。もしあなたの職場に全国規模の労働組合の地方支部代表がいれば、その人との協力を優先することをお勧めします。労働組合の代表と職場安全委員はたいがい、他者と協力して組織の健康を増進させることにたいへん意欲的な人たちです。

組織――ストレスを防ぎ、ストレスに対処しようとするあなたの努力に、組織はどのような影響を与えるか？

ストレスを防ぎ、健康を増進しようとするあなたの努力は特定の組織のコンテキストで行なわれるので、組織の構造や意思決定のプロセスや業績管理システムがあなたの努力を助けたり妨げたりします。

あなたの組織にストレスや病気休暇に関するしっかりした方針があり、全般に精神的労働環境が高い優先順位を与えられていれば、あなたはストレスの予防と管理に努めるよう期待されるはずです。（もし存在すれば）ＨＲや、労働組合の代表や、労働環境に関わるその他の人々からの支援を得られるでしょう。健康を増進するための体系的で組織的な努力が生み出す文化においては、スタッフはあなたとともに望ましい精神的労働環境をつくることを当然だと考えます。おそらく想像がつくと思いますが、研究によって、精神的労働環境についての議論が優先される職場のほうが、精神的労働環境が優れていることがわかっています。

しかし、いまだに、良い精神的労働環境を戦略的に重要な事項と見なしていない組織もあります。それは、上級管理職が、スタッフの健康を考えていないからではなく、組織に利益をもたらすやり方で精神的労働環境の改善に取り組むことを求められているからです。その人たちの焦点が業績目標にあるのに対して、精神的労働環境は目標とは関係ないものと考えられ、後回しにされることが多いのです。年次労働環境評価が導入されていても、それはしばしば、時間がかかり業務に悪影響を及ぼすもの、あるいは、少なくとも何の効果もない無意味な儀式と見なされています。こうした文化の中でストレスの防止に取り組むのは容易ではありません。スタッフはそこから何かが生まれるとは思っていません。

言い換えると、組織が精神的労働環境に焦点を合わせていればいるほど、あなたはストレスに取り組みやすくなります。組織に、適切に優先順位を決め、それに従って仕事をするための言語や文化やシステムがあれば、あなたの仕事は日々の業務の自然で不可欠な一部と見なされるでしょう。

精神的労働環境を改善することで病気休暇を防ごうとする管理職に、多くの組織が動機づけをし、報酬を与えています。たとえば、その部署の病気休暇率が一定のレベルを超えると管理職に知らされ、適切な対応が求められる組織があります。病気休暇率を一定のレベル以下に抑える狙《ねら》いは、それが部署の中で何か「悪い」ことが起こっているしるしだからです。

ところが実際は、このシステムは管理職が、長期の病気休暇をとっているスタッフの雇用を維持するのをより困難にします。そうしたスタッフに寛容さを示し、段階的な職場復帰を許容する管理職は、組織から否定的に捉えられるリスクを冒すことになります。なぜなら、そのスタッフが部門内の病気休暇率を大きく上げてしまうからです。

もしあなたの組織が目標至上主義で、病気休暇に対してこういった柔軟性のない機械的なアプローチをとっているならば、あなたは、長期の休暇からスタッフを復帰させるうえで、そのアプローチは実際には逆効果になると主張しなければいけません。このことに関心を集めて、それを自分の上司や管理職の同僚と議論しましょう。HRはあなたが置かれた状況に共感してくれる場合が多いので、あなたの部門の病気休暇率を算出する際に事情を考慮に入れてくれるでしょう。ストレスの問題に取り組むことで、あなたは、長い目で見て、疾病手当や欠員の募集にかかる組織の支出を削減するはずです。

自分の責任と組織の責任を知る

ここまで見てきたように、IGLOモデルの4つのすべてのレベルで、あなたがストレスに対処しようと努力すれば、チャンスと障害の両方に出合うでしょう。障害の中には戦略的レベルで対応しなければならないものがあり、あなたと、あなたのチームと、あなたの管理職の同僚に、ストレスではなく健康を増進する最善の枠組みを与えてもらう必要がありますあなたは、組織運営の中に埋もれているチャンスと障害を目ざとく見つけなければいけません。そうすれば、最初はうまくいかなかったり、あなたのチームのメンバーがストレスに倒れたりしても、自分ひとりが責任を抱え込まなくて済みます。前に述べたように、管理職もストレスを受けやすい立場です。それに対処するためには、問題を解決する方法を探すうえで、自分だけを見るのではなく、まわりに目を向けることが肝心です。また、あなたが仕事をしている枠組みと条件を理解することも重要です。そうすれば戦略レベルで影響力を行使することができますし、個人としてのあなただけではなく組織全体が、スタッフと管理職の双方にとって前向きで頼りにできる環境をつくることに取り組めるのです。

参考文献

Alonso, Y.: The biopsychosocial model in medical research: The evolution of the health concept over the last two decades. *Patient Education and Counseling*. 2004; 53:239-44.

Andersen, M.F. & Brinkmann, S. (red.): *Nye perspektiver på stress.* Klim 2013.

Andersen, M.F.: Sygemeldte med Common Mental Disorders. En kvalitativ analyse af Tilbagevenden Til Arbejdet-processen samt working mechanisms i Det store TTA-Projekt. KU, ph.d.-afhandling 2015.

Andersen, M.F.: Når omfavnelse bliver til kvælertag: Hvordan kan arbejdet blive et spørgsmål om liv eller død? In: Andersen M.F. & Brinkmann S. (red.): *Nye perspektiver på stress.* Klim 2013.

Andersen, M.F., Nielsen, K. & Brinkmann, S.: How do Workers with Common Mental Disorders Experience a Multidisciplinary Returnto-Work Intervention? A Qualitative Study. *J Occup Rehabil.* 2014;1-16.

Andersen, M.F., Nielsen, K.M. & Brinkmann, S.: Meta-synthesis of qualitative research on return to work among employees with common mental disorders. *Scand J Work Environ Health.* 2012;38:93-104.

Andersen, M.F. & Kingston, M.: *Lederen som stresscoach.* Børsens Forlag 2007.

Argyris, C.: *Teaching smart people how to learn.* Harvard Business Review Press 1991.

Argyris, C.: *Fælder i organisationer. Lederskab, kultur og organisatorisk design.* Klim 2014.（『組織の罠――人間行動の現実』クリス・アージリス著、河野昭三監訳、文眞堂、２０１６年）

Borg, V., Andersen, M.N., Kolte, I.V. & Andersen, M.F.: *Hvidbog om mentalt helbred, sygefravær og tilbagevenden til arbejde.* Copenhagen: National Research Centre for the Working Environment 2010.

Csikszentmihalyi, M.: *God forretning. Ledelse, flow og skabelse af mening.* Klim 2015

Coggon, D.: Occupational medicine at a turning point. *Occup Environ Med.* 2005; 62:281-3.
Conant, D. & Nørgaard, M.: *Touchpoints.* Gyldendal Business 2011. （『リーダーの本当の仕事とは何か——わずかな瞬間で相手の抱える問題を解決する3つのステップ』ダグラス・コナン、メッテ・ノルガード著、有賀裕子訳、ダイヤモンド社、2012年）
Covey SR. *Syv gode vaner – personlig og professionel effektivitet.* Gyldendal. 2011. （『完訳 7つの習慣——人格主義の回復』スティーブン・R・コヴィー著、フランクリン・コヴィー・ジャパン訳、キングベアー出版、2016年）
Clausen, T., Andersen, M.F., Christensen, K.B. & Lund, T.: Return to work among long-term sickness absent employees in eldercare – a prospective analysis of register-based outcomes. *International Journal of Rehabilitation Research.* 2011;34:249-54.
Clausen, T., Burr, H. & Borg, V.: Do psychosocial job demands and job resources predict long-term sickness absence? An analysis of register-based outcomes using pooled data on 39,408 individuals in four occupational groups. *Int Arch Occup Environ Health.* 2014; 87:909–917.
Det Nationale Forskningscenter for Arbejdsmiljø. Arbejdsmiljø og Helbred 2014 – samlet resume.
Eller, N.H., Kristiansen, J. & Hansen, M.: Long-term effects of psychosocial factors of home and work on biomarkers of stress. *International Journal of Psychophysiology*, 2011, Vol 79(2), pp 195-20279:195-202.
Engel, G.L.: The Need for a New Medical Model: A Challenge for Biomedicine. *Science.* 1977; 196:129-36.
Fryer, B.: *Sleep deficit – the performance killer.* Harvard Business Review Press 2006.
George, B.: *Mindfulness helps you become a better leader.* Harvard Business Review. Press 2012.
Goleman, D.: *Working with emotional intelligence.* Bantam 2000. （『ビジネスEQ——感情コンピテンスを仕事に生

かす』ダニエル・ゴールマン著、梅津祐良訳、東洋経済新報社、２０００年）

Goleman, D.: *Focus – the hidden driver of excellence.* Harper Paperbacks 2015.（『フォーカス』ダニエル・ゴールマン著、土屋京子訳、日本経済新聞出版社、２０１５年）

Hallowell, E.: *Overloaded circuits – why smart people underperform.* Harvard Business Review Press 2005.

Hildebrandt, S. & Stubberup, M.: *Bæredygtig ledelse.* Gyldendal 2012.

Kahneman, D.: *Thinking, fast and slow.* Farrar, Straus and Giroux 2011.（『ファスト&スロー――あなたの意思はどのように決まるか？』（上・下）ダニエル・カーネマン著、村井章子訳、早川書房、２０１４年）

Kivimäki, M., Nyberg, S.T. & Batty, G.D. et al.: Job strain as a risk factor for coronary heart disease: a collaborative meta-analysis of individual participant data. *The Lancet* 2012;380:1491-7.

Kopp, M.S., Thege, B.K., Balog, P. & Stauder, A.: Measures of stress in epidemiological research. *Journal of psychosomatic research*, 2010, Vol 69(2), pp 211-25 2010.

Lazarus, R.S.: *Stress and Emotion – a new synthesis.* Free Association Books 1999.（『ストレスと情動の心理学――ナラティブ研究の視点から』リチャード・S・ラザルス著、本明寛監訳、小川浩、野口京子、八尋華那雄訳、実務教育出版、２００４年）

Lüscher, L.S.: *Ledelse gennem paradokset – om ledelsesmæssig handlekraft i organisatorisk kompleksitet.* Dansk Psykologisk Forlag 2012.

Netterstrøm, B.: *Stress på arbejdspladsen – årsager, forebyggelse og håndtering.* Hans Reitzels Forlag 2002.

Pedersen, M.: Arbejde – nu med livet som indsats. *Turbolens.* 2005;1.

Pedersen, M.: Tune in, Breakdown, and Reboot: on the production of the stress-fit self-managing employee. Copenhagen Business School 2009.

Prætorius, N.U.: Mennesket i produktudviklingens tidsalder. *Psyke & Logos*, 2002;1.

Prætorius, N.U.: *Stress – det moderne traume.* Dansk Psykologisk Forlag 2007.

Prætorius, N.U.: *Når forandringer bliver til overgreb. Ledelseshåndbogen Human Resource Management.* Børsen Forum 2007.

Ramnerø, J, & Törneke, N.: *Adfærdens ABC.* Gyldendal Akademisk 2010.（『臨床行動分析のＡＢＣ』ユーナス・ランメロ、ニコラス・トールネケ著、松見淳子監修、武藤崇、米山直樹監訳、日本評論社、２００９年）

Sapolsky, R.M.: *Why Zebras don't get ulcers.* Henry Holt & Company 2004.（『なぜシマウマは胃潰瘍にならないか——ストレスと上手につきあう方法』Ｒ・Ｍ・サポルスキー著、栗田昌裕監修、森平慶司訳、シュプリンガー・フェアラーク東京、１９９８年）

Semmer, N.K., Jacobshagen, N., Meier, L.L. & Elfering, A.: Occupational stress research: the "stress-as-offense-to-self". *In: Houdmont J, Mcintyre S, editors. Occupational Health Psychology: European Perspectives on Research, Education and Practice. Portugal:* Ismai Publishers; 2007.

Skakon, J., Nielsen, K., Borg, V. & Guzman, J.: Are leaders' well-being behaviours and style associated with the affective well-being of their employees? A systematic review of three decades of research. *Work and Stress*, 2010, 24:2, 107-139.

Stacey, R.: Organisations as complex responsive processes of relating, *Journal of Innovative Management*, 2003, Vol. 8 Issue 2, p27.

Weick, K.E,.Sutcliffe, K.M. & Obstfeld, D.: Organizing and the Process of Sensemaking. *Organization Science* 2005; 16 (4): 409-421.

Williams, M. et al, *The mindful way through depression*, The Guildford Press 2007.（『うつのためのマインドフルネス

実践——慢性的な不幸感からの解放』マーク・ウィリアムズ、ジョン・ティーズデール、ジンデル・シーガル、ジョン・カバットジン著、越川房子、黒澤麻美訳、星和書店、2012年）

http://politiken.dk/oekonomi/arbejdsmarked/ECE2521256/
stressbreder-sig-dramatisk-blandt-jurister-og-oekonomer-i-staten/
http://www.djoefbladet.dk/blad/2015/03/n-aa-r-din-kollega-g-aa-r-nedmed-flaget.aspx?p=1&p=1
http://www.lederne.dk/lho/Lederne+Vestsjaelland/Informationer/Stressharramtoffentligeledere.htm
http://politiken.dk/motion/ECE2574617/sunde-medarbejdere-foeler-sig-mest-effektive/
http://www.dr.dk/nyheder/viden/naturvidenskab/blodpropper-i-raske-hjerter-skyldes-isaer-udbraendthed
http://www.fastcoexist.com/3029110/
5-simple-office-policies-that-makedanish-workers-way-more-happy-than-americans
http://politiken.dk/oekonomi/arbejdsmarked/ECE2630689/
stress-skaltackles-straks-ellers-ender-det-med-at-de-ansatte-ikke-kan-arbejde/
http://www.washingtonpost.com/national/health-science/
bluelight-from-electronics-disturbs-sleep-especially-for-teenagers/
2014/08/29/3edd2726-27a7-11e4-958c-268a320a60ce_story.html

[著者プロフィール]

マリーネ・フリース・アナスン（Malene Friis Andersen）

ストレス研究の専門家。長年にわたって、ストレス、病気休暇、職場復帰プロセス、およびマネジメントについての研究を行ない、こうしたテーマについて数冊の書籍と論文を執筆。また、フリーランスの組織心理学者として、管理職、労働組合の代表、HRの上級管理職などに、どうすれば組織と個人のストレスを減らし、病気休暇を減らせるかを教えている。

デンマーク管理職経営者協会のストレス・シンクタンクのメンバーとして、また、ストレスを研究テーマとするデンマークの臨床心理学者であるナジャ・U・プレトーリウスの公認心理学者でもあり、ビジネス心理学を基にアドバイスするケアウルフ&パートナーズ社の経営コンサルタントなど、広くキャリアを積んでいる。

マリー・キングストン（Marie Kingston）

組織心理学の専門家。大学で心理学を専攻した後、デンマークの企業や国際的な企業でコンサルタントや管理職としてキャリアを積む。共著者のマリーネも在籍していたケアウルフ&パートナーズ社で管理職やパートナーを務めた。組織心理学を応用したキングストン・コンサルティング社を設立、デンマークの技術コンサルティング会社であるCOWI社にて企業人材開発部門の責任者やHRのパートナーとなり、世界的なマーケットリサーチ会社であるTNSギャラップ社（現在のカンタルギャラップ社）で定性調査部門の責任者を務める。

デンマークや各国の企業において、ストレスに苦しむ管理職にアドバイスやケアを施すことで、リーダーシップ、マネジメント、組織、業績、そして健康の分野での改善を図り、組織がストレスの防止策やストレスに対処する仕組みを策定し、実現する支援をしている。

Original title :
STOP STRESS : A Manager's Guide to Boosting Performance the Scandinavian Way

Japanese translation rights arranged with Malene Friis Andersen, Marie Kingston and Copenhagen Literary Agency ApS through Japan UNI Agency,Inc.

訳者／神月謙一
翻訳協力／矢島麻里子、徳永裕子、株式会社トランネット www.trannet.co.jp

カバーデザイン／井上新八
本文デザイン／平塚兼右（PiDEZA Inc.）
図版作成／鈴木みの理（PiDEZA Inc.）
本文 DTP ／新井良子（PiDEZA Inc.）、山口良二

北欧の最新研究による ストレスがなくなる働き方

2017 年 11 月 3 日　初版発行

著　者　マリーネ・フリース・アナスン　マリー・キングストン
発行者　太田　宏
発行所　フォレスト出版株式会社
〒 162-0824　東京都新宿区揚場町 2-18　白宝ビル 5F
電話　03-5229-5750（営業）
03-5229-5757（編集）
URL　http://www.forestpub.co.jp
印刷・製本　萩原印刷株式会社

ISBN978-4-89451-776-9　Printed in Japan

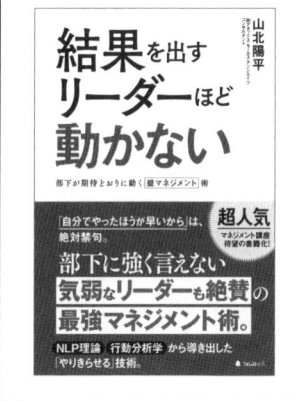